THE COMPLETE GUIDE TO FASTING WORKBOOK

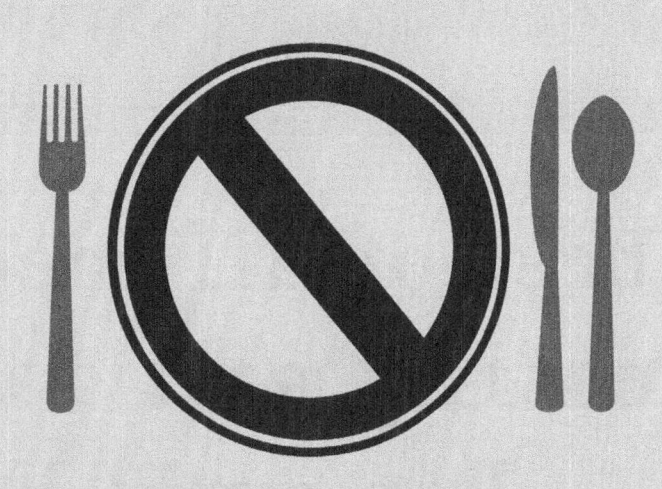

JAMES MASON-SMYTH

Plan & Journal Your Intermittent, Alternate-Day, and Extended Fasting Weight Loss JourneyPlan & Journal Your Intermittent, Alternate-Day, and Extended Fasting Weight Loss Journey

USEFUL NOTEBOOKS

MY FASTING JOURNEY

THIS WORKBOOK BELONGS TO

NAME ::: ADDRESS

DATE STARTED ::: DATE FINISHED

START

FINISH

"The best of all medicines are resting and fasting."
— Benjamin Franklin

Published by Useful Workbooks.

Copyright © 2019 James Mason-Smyth
All rights reserved.

No part of this publication may be reproduced or distributed in any form or by any means electronic or mechanical, or stored in a database or retrieval system, without prior permission from the publisher

ISBN: 9781793464682

The information included in this publication is for educational and utilitarian purposes only, it is not intended or implied to be a substitute for professional medical advice or assistance. The users of this workbook should always consult wit his or her health care provider to determine the appropriateness of fasting and the use of the tools provided herein. Only your medical provider can advise you on your situation, medical conditions and treatment thereof. Using the information and tools in this book dodoes not create a physician-patient relationship.

THIS WORK IS NOT ASSOCIATED WITH OR ENDORSED BY ANY PERSON QUOTED OR REFERENCED ON THE COVER OR HEREIN.

THE SKINNY ON FASTING

"The power of fasting is miraculous." — Lailah Gifty Akita, Think Great: Be Great!

FASTING DEFINED

People fast by not partaking in food.

Fasting is voluntary.

Fasts vary in length. In general a a fast should last from 12 hours to 14 days, depending on the health condition of a person as determined by them in consultation with their health care provider. Longer fasts have been undertaken. One 400+ pound dude fasted for 300+ days in the 1970 without any ill-effects—how awesome is that?

A dry fast involves not consuming beverages and is NOT consider therapeutic fasting and is NOT recommended in order to achieve the benefits of a food fast. Wet fasts involve drinking certain liquids.

Fasting has been used for thousands of years.

Doctors have proscribed fasting for almost all chronic condition, such as: obesity, depression, headaches, asthma, diabetes, high cholesterol, arthritis, heart disease, anxiety, low and high blood sugar, digestive ailments, mental health issues, and allergies.

All the world's major religions proscribe fasting as a method of spiritual renewal.

Fasting should be undertaken with caution and medical supervision can be beneficial for some people.

One of the many reasons fasting works is that by temporarily stopping eating, the body is given time to rest from the intensive job of digestion and an opportunity to reset various bodily system functions.

REASONS TO FAST

Weight Loss

Belly Fat Loss

Detoxify the Body

Increases Energy

Improve Insulin Sensitivity

Lowers Blood Sugars

Reversal of Type 2 Diabetes

Improve Heart Health,

Increase Metabolism

Burn Fat Better

Invoke Autophagy (Cell Repair)

Increase Human Growth Hormone

Increase Muscle Mass

Increase Longevity (Live Longer)

Reduce Hunger

Improve Brain Function

Improve Concentration

Prevent Memory Loss

Prevent Alzheimer's Disease

Enhance the Immune System

Decrease Inflammation

Prevention of Cancer

It's Not Complicated

It's Not Expensive (It's Free!)

It Frees Up Your Time

It Can Be Combined With Any Other Diet Regimen

It Can Be a Spiritual Experience

MYTHS OF FASTING

"I can't fast." FALSE. Millions of people fast all the time in order to achieve the fasting benefits they desire.

Fasting is the same as starving. FALSE. Starving is like running from a pack of rabid dogs. Fasting is like choosing to run five miles.

Fasting is dumb, because you need three square meals a day to be healthy and eating six times a day will control your hunger. FALSE. This nonsense has been debunked, but that doesn't stop uninformed people, food companies and their stooges from trumpeting this fake news.

Fasting leads to uncontrolled overeating. FALSE. Fasting leads to control of your hunger by controlling the hunger hormone Grelin.

Fasting leads to malnutrition. FALSE. The body is smart and adjust to conserve important nutrients.

Fasting will case you to loose muscle mass. FALSE. Fasting increases muscle mass, because "science."

Fasting will drop your blood sugar into the danger zone. FALSE. With the help of your doctor and proper management of your diabetes medication, hypoglycemic risk can be prevented. If you aren't diabetic, this isn't even a concern.

Fasting decreases brain function because you need to regularly consume sugar to keep the brain operating at peek efficiency. FALSE. Don't make me laugh. Fasting actually improves brain function.

See the SOURCES section for references and recommended reading.

FASTING GOALS

CHECK OFF YOUR GOALS

- ○ Weight Loss
- ○ Belly Fat Loss
- ○ Detoxify the Body
- ○ Increases Energy
- ○ Improve Insulin Sensitivity
- ○ Lowers Blood Sugars
- ○ Reversal of Type 2 Diabetes
- ○ Improve Heart Health,
- ○ Increase Metabolism
- ○ Burn Fat Better
- ○ Invoke Autophagy (Cell Repair)
- ○ Increase Human Growth ormone
- ○ Increase Muscle Mass
- ○ Increase Longevity (Live Longer)
- ○ Reduce Hunger
- ○ Improve Brain Function
- ○ Improve Concentration
- ○ Prevent Memory Loss
- ○ Prevent Alzheimer's Disease
- ○ Enhance the Immune System
- ○ Decrease Inflammation
- ○ Prevention of Cancer
- ○ Spiritual Experience

OTHER GOALS

DESCRIBE YOUR FASTING GOALS

Describe where you're starting from on your fasting journey, where you want to get to, how you're going to get there, and motivations.

FASTING GOALS

FASTING REGIMENS

12 HOUR FAST

Even folks who eat three healthy meals a day can get the benefits of fasting just by refraining from eating between 7 pm to 7 am, or any other twelve hour period during the day. It is thought that giving your body a twelve hour rest from the intensive process of digestion, the incredible benefits of autophagy can be attained.

DAY		BREAKFAST	LUNCH	DINNER	WEIGHT	DONE
1	Mo	7 am	12 pm	6:00 to 7:00 pm		○
2	Tu	7 am	12 pm	6:00 to 7:00 pm		○
3	We	7 am	12pm	6:00 to 7:00 pm		○

24 HOUR FAST (OMAD: ONE MEAL A DAY) ::: INTERMITTENT FAST

The idea behind the 24 Hour Regimen is to skip two meals (and all snacks) and eat just one meal a day at the same time. The example shows the daily meal at dinner, but it could be at any time that's convenient for you as long as it's consistent. In this example, the feeding window (time aloud to eat) is one hour.

DAY		BREAKFAST	LUNCH	DINNER	WEIGHT	DONE
1	Mo	FAST	FAST	6:00 to 7:00 pm		○
2	Tu	FAST	FAST	6:00 to 7:00 pm		○
3	We	FAST	FAST	6:00 to 7:00 pm		○

36 HOUR FAST ::: ALTERNATE DAY FAST

The idea behind the 36 Hour Fast is to eat three times one day and then fast the entire next day, and repeat. In the example, two consecutive 36 Hour fasting periods are shown.

DAY		BREAKFAST	LUNCH	DINNER	WEIGHT	DONE
1	Mo	7 am	12 pm	6 pm		○
2	Tu	FAST	FAST	FAST		○
3	We	7 am	12 pm	6pm		○
4	Th	FAST	FAST	FAST		○

42 HOUR FAST ::: ALTERNATE DAY FAST

The idea behind the 42 Hour Fast is to eat lunch and dinner on one day and then fast the entire next day, and repeat. In the example, two consecutive fasting periods are shown.

DAY		BREAKFAST	LUNCH	DINNER	WEIGHT	DONE
1	Mo	FAST	12 pm	6 pm		○
2	Tu	FAST	FAST	FAST		○
3	We	FAST	12 pm	6pm		○
4	Th	FAST	FAST	FAST		○

FASTING REGIMENS

48 HOUR FAST ::: EXTENDED FAST

The idea behind the 48 Hour Fast is to eat one meal ever two days. Two consecutive fasting periods are shown.

DAY		BREAKFAST	LUNCH	DINNER	WEIGHT	DONE
1	Mo	FAST	FAST	FAST		○
2	Tu	FAST	FAST	6 pm		○
3	We	FAST	FAST	FAST		○
4	Th	FAST	FAST	6 pm		○

7 DAY FAST ::: EXTENDED FAST

The idea behind the seven day fast is to eat just once every seven days. This fast is often used to address issues with obesity, Type 2 Diabetes, and some claim one seven day fast a year is a cancer preventative. Remember these are dry fasts, and allow the consumption of liquids and certain broths, the details of which are outlined in the work of some authors and/or doctors, which you will find in the resources and recommended reading section. This example shows one normal eating day (3 meals) on the 1st, the seven day fast (days 2 to 8), followed by another normal day of eating day on the 9th.

DAY		BREAKFAST	LUNCH	DINNER	WEIGHT	DONE
1	Mo	7 am	12 pm	6 pm		○
2	Tu	FAST	FAST	FAST		○
3	We	FAST	FAST	FAST		○
4	Th	FAST	FAST	FAST		○
5	Fr	FAST	FAST	FAST		○
6	Sa	FAST	FAST	FAST		○
7	Su	FAST	FAST	FAST		○
8	Mo	FAST	FAST	6 pm		○
9	Tu	7 am	12 pm	6 pm		○

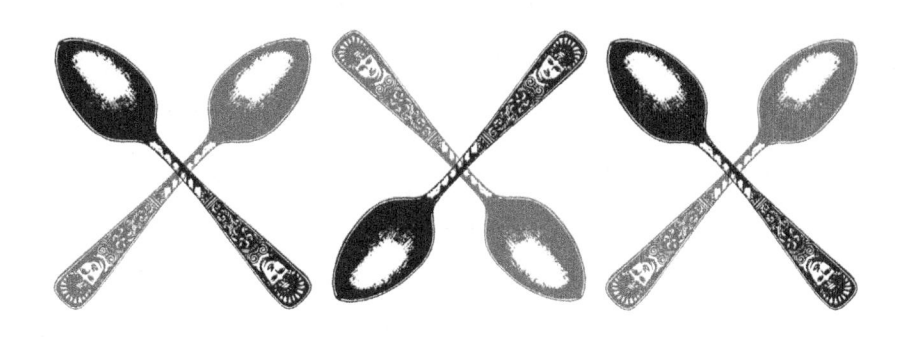

FASTING REGIMENS

14 DAY FAST ::: EXTENDED FAST

The idea behind the fourteen day fast is to eat just once in a fourteen day period. This fast is often used to address issues with obesity and Type 2 Diabetes. Remember these are dry fasts, and allow the consumption of liquids and certain broths, the details of which are outlined in the work of some authors and/or doctors, which you will find in the resources and recommended reading section. This example shows one normal eating day (3 meals) on the 1st, the fourteen day fast (days 2 to 15), followed by another normal day of eating day on the 16th.

DAY		BREAKFAST	LUNCH	DINNER	WEIGHT	DONE
1	Mo	7 am	12 pm	6 pm		○
2	Tu	FAST	FAST	FAST		○
3	We	FAST	FAST	FAST		○
4	Th	FAST	FAST	FAST		○
5	Fr	FAST	FAST	FAST		○
6	Sa	FAST	FAST	FAST		○
7	Su	FAST	FAST	FAST		○
8	Mo	FAST	FAST	FAST		○
9	Tu	FAST	FAST	FAST		○
10	We	FAST	FAST	FAST		○
11	Th	FAST	FAST	FAST		○
12	Fr	FAST	FAST	FAST		○
13	Sa	FAST	FAST	FAST		○
14	Su	FAST	FAST	FAST		○
15	Mo	FAST	FAST	6 pm		○
16	Tu	7 am	12 pm	6 am		○

WHAT WORKS FOR YOU

These fasting regimens are examples of successful approaches to fasting to improve your health. It's important to note that fasting is a very personal activity, and you can mix, match, and modify the regimens to suit your personal situation. What will work best for you? Experiment and, if you have health issues, remember to always work with your health care provider to ensure you approach your fasting in the healthiest and safest way possible – which is a caution that applies to undertaking any diet modification.

MONTHLY FASTING REGIMEN & WEIGHT RECORD

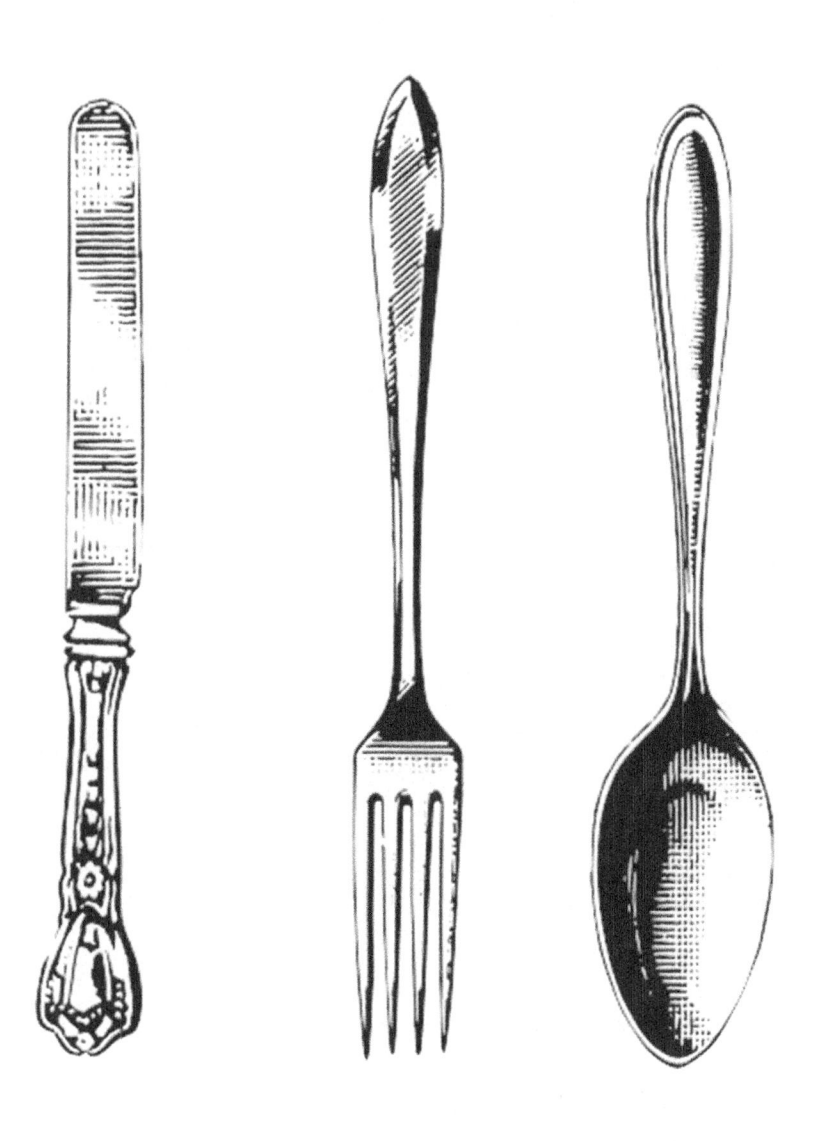

JANUARY

DATE NOTES ::: COMMENTS ::: THOUGHTS ::: FEELINGS ::: ISSUES ::: ETC.

#	
1	
2	
3	
4	
5	
6	
7	
8	
9	
10	
11	
12	
13	
14	
15	
16	
17	
18	
19	
20	
21	
22	
23	
24	
25	
26	
27	
28	
29	
30	
31	

START WEIGHT	
END WEIGHT	
TOTAL WEIGHT LOST	

JANUARY

MONTHLY FASTING REGIMEN & WEIGHT RECORD

DAY	BREAKFAST	LUNCH	DINNER	WEIGHT	DONE
1					○
2					○
3					○
4					○
5					○
6					○
7					○
8					○
9					○
10					○
11					○
12					○
13					○
14					○
15					○
16					○
17					○
18					○
19					○
20					○
21					○
22					○
23					○
24					○
25					○
26					○
27					○
28					○
29					○
30					○
31	BREAKFAST	LUNCH	DINNER	WEIGHT	○

JANUARY JOURNAL

JANUARY JOURNAL

MONTHLY FASTING REGIMEN & WEIGHT RECORD

FEBRUARY

DATE ::: NOTES ::: COMMENTS ::: ISSUES ::: ETC.

#	
1	
2	
3	
4	
5	
6	
7	
8	
9	
10	
11	
12	
13	
14	
15	
16	
17	
18	
19	
20	
21	
22	
23	
24	
25	
26	
27	
28	
29	

START WEIGHT	
END WEIGHT	
TOTAL WEIGHT LOST	

FEBRUARY

MONTHLY FASTING REGIMEN & WEIGHT RECORD

DAY	BREAKFAST	LUNCH	DINNER	WEIGHT	DONE
1					○
2					○
3					○
4					○
5					○
6					○
7					○
8					○
9					○
10					○
11					○
12					○
13					○
14					○
15					○
16					○
17					○
18					○
19					○
20					○
21					○
22					○
23					○
24					○
25					○
26					○
27					○
28					○
29					○

FEBRUARY JOURNAL

FEBRUARY JOURNAL

MONTHLY FASTING REGIMEN & WEIGHT RECORD

MARCH

DATE ::: NOTES ::: COMMENTS ::: ISSUES ::: ETC.

#	
1	
2	
3	
4	
5	
6	
7	
8	
9	
10	
11	
12	
13	
14	
15	
16	
17	
18	
19	
20	
21	
22	
23	
24	
25	
26	
27	
28	
29	
30	
31	

START WEIGHT	
END WEIGHT	
TOTAL WEIGHT LOST	

MARCH

MONTHLY FASTING REGIMEN & WEIGHT RECORD

DAY	BREAKFAST	LUNCH	DINNER	WEIGHT	DONE
1					○
2					○
3					○
4					○
5					○
6					○
7					○
8					○
9					○
10					○
11					○
12					○
13					○
14					○
15					○
16					○
17					○
18					○
19					○
20					○
21					○
22					○
23					○
24					○
25					○
26					○
27					○
28					○
29					○
30					○
31					○
DAY	BREAKFAST	LUNCH	DINNER	WEIGHT	DONE

MARCH JOURNAL

MARCH JOURNAL

MONTHLY FASTING REGIMEN & WEIGHT RECORD

APRIL

DATE ::: NOTES ::: COMMENTS ::: ISSUES ::: ETC.

1	
2	
3	
4	
5	
6	
7	
8	
9	
10	
11	
12	
13	
14	
15	
16	
17	
18	
19	
20	
21	
22	
23	
24	
25	
26	
27	
28	
29	
30	

START WEIGHT	
END WEIGHT	
TOTAL WEIGHT LOST	

APRIL

DAY	BREAKFAST	LUNCH	DINNER	WEIGHT	DONE
1					○
2					○
3					○
4					○
5					○
6					○
7					○
8					○
9					○
10					○
11					○
12					○
13					○
14					○
15					○
16					○
17					○
18					○
19					○
20					○
21					○
22					○
23					○
24					○
25					○
26					○
27					○
28					○
29					○
30					○
	BREAKFAST	LUNCH	DINNER	WEIGHT	

MONTHLY FASTING REGIMEN & WEIGHT RECORD

APRIL JOURNAL

APRIL JOURNAL

MONTHLY FASTING REGIMEN & WEIGHT RECORD

MAY JOURNAL

MAY JOURNAL

MONTHLY FASTING REGIMEN & WEIGHT RECORD

JUNE

DATE ::: NOTES ::: COMMENTS ::: ISSUES ::: ETC.

1	
2	
3	
4	
5	
6	
7	
8	
9	
10	
11	
12	
13	
14	
15	
16	
17	
18	
19	
20	
21	
22	
23	
24	
25	
26	
27	
28	
29	
30	

START WEIGHT	
END WEIGHT	
TOTAL WEIGHT LOST	

JUNE

MONTHLY FASTING REGIMEN & WEIGHT RECORD

DAY	BREAKFAST	LUNCH	DINNER	WEIGHT	DONE
1					○
2					○
3					○
4					○
5					○
6					○
7					○
8					○
9					○
10					○
11					○
12					○
13					○
14					○
15					○
16					○
17					○
18					○
19					○
20					○
21					○
22					○
23					○
24					○
25					○
26					○
27					○
28					○
29					○
30	BREAKFAST	LUNCH	DINNER	WEIGHT	○

JUNE JOURNAL

JUNE JOURNAL

MONTHLY FASTING REGIMEN & WEIGHT RECORD

JULY

DATE ::: NOTES ::: COMMENTS ::: ISSUES ::: ETC.

#	
1	
2	
3	
4	
5	
6	
7	
8	
9	
10	
11	
12	
13	
14	
15	
16	
17	
18	
19	
20	
21	
22	
23	
24	
25	
26	
27	
28	
29	
30	
31	

START WEIGHT	
END WEIGHT	
TOTAL WEIGHT LOST	

JULY

MONTHLY FASTING REGIMEN & WEIGHT RECORD

DAY	BREAKFAST	LUNCH	DINNER	WEIGHT	DONE
1					○
2					○
3					○
4					○
5					○
6					○
7					○
8					○
9					○
10					○
11					○
12					○
13					○
14					○
15					○
16					○
17					○
18					○
19					○
20					○
21					○
22					○
23					○
24					○
25					○
26					○
27					○
28					○
29					○
30					○
31					○
DAY	BREAKFAST	LUNCH	DINNER	WEIGHT	

JULY JOURNAL

JULY JOURNAL

MONTHLY FASTING REGIMEN & WEIGHT RECORD

AUGUST

DATE ::: NOTES ::: COMMENTS ::: ISSUES ::: ETC.

#	
1	
2	
3	
4	
5	
6	
7	
8	
9	
10	
11	
12	
13	
14	
15	
16	
17	
18	
19	
20	
21	
22	
23	
24	
25	
26	
27	
28	
29	
30	
31	

START WEIGHT	
END WEIGHT	
TOTAL WEIGHT LOST	

AUGUST

MONTHLY FASTING REGIMEN & WEIGHT RECORD

DAY	BREAKFAST	LUNCH	DINNER	WEIGHT	DONE
1					○
2					○
3					○
4					○
5					○
6					○
7					○
8					○
9					○
10					○
11					○
12					○
13					○
14					○
15					○
16					○
17					○
18					○
19					○
20					○
21					○
22					○
23					○
24					○
25					○
26					○
27					○
28					○
29					○
30					○
31	BREAKFAST	LUNCH	DINNER	WEIGHT	○

AUGUST JOURNAL

AUGUST JOURNAL

MONTHLY FASTING REGIMEN & WEIGHT RECORD

SEPTEMBER

DATE ::: NOTES ::: COMMENTS ::: ISSUES ::: ETC.

#	
1	
2	
3	
4	
5	
6	
7	
8	
9	
10	
11	
12	
13	
14	
15	
16	
17	
18	
19	
20	
21	
22	
23	
24	
25	
26	
27	
28	
29	
30	

START WEIGHT	
END WEIGHT	
TOTAL WEIGHT LOST	

SEPTEMBER

MONTHLY FASTING REGIMEN & WEIGHT RECORD

DAY	BREAKFAST	LUNCH	DINNER	WEIGHT	DONE
1					○
2					○
3					○
4					○
5					○
6					○
7					○
8					○
9					○
10					○
11					○
12					○
13					○
14					○
15					○
16					○
17					○
18					○
19					○
20					○
21					○
22					○
23					○
24					○
25					○
26					○
27					○
28					○
29					○
30					○
DAY	BREAKFAST	LUNCH	DINNER	WEIGHT	

SEPTEMBER JOURNAL

SEPTEMBER JOURNAL

MONTHLY FASTING REGIMEN & WEIGHT RECORD

OCTOBER

DATE ::: NOTES ::: COMMENTS ::: ISSUES ::: ETC.

1	
2	
3	
4	
5	
6	
7	
8	
9	
10	
11	
12	
13	
14	
15	
16	
17	
18	
19	
20	
21	
22	
23	
24	
25	
26	
27	
28	
29	
30	
31	

START WEIGHT	
END WEIGHT	
TOTAL WEIGHT LOST	

OCTOBER

MONTHLY FASTING REGIMEN & WEIGHT RECORD

DAY	BREAKFAST	LUNCH	DINNER	WEIGHT	DONE
1					○
2					○
3					○
4					○
5					○
6					○
7					○
8					○
9					○
10					○
11					○
12					○
13					○
14					○
15					○
16					○
17					○
18					○
19					○
20					○
21					○
22					○
23					○
24					○
25					○
26					○
27					○
28					○
29					○
30					○
31					○
	BREAKFAST	LUNCH	DINNER	WEIGHT	

OCTOBER JOURNAL

OCTOBER JOURNAL

MONTHLY FASTING REGIMEN & WEIGHT RECORD

NOVEMBER

DATE ::: NOTES ::: COMMENTS ::: ISSUES ::: ETC.

#	
1	
2	
3	
4	
5	
6	
7	
8	
9	
10	
11	
12	
13	
14	
15	
16	
17	
18	
19	
20	
21	
22	
23	
24	
25	
26	
27	
28	
29	
30	

START WEIGHT	
END WEIGHT	
TOTAL WEIGHT LOST	

NOVEMBER

MONTHLY FASTING REGIMEN & WEIGHT RECORD

DAY	BREAKFAST	LUNCH	DINNER	WEIGHT	DONE
1					○
2					○
3					○
4					○
5					○
6					○
7					○
8					○
9					○
10					○
11					○
12					○
13					○
14					○
15					○
16					○
17					○
18					○
19					○
20					○
21					○
22					○
23					○
24					○
25					○
26					○
27					○
28					○
29					○
30					○
DAY	BREAKFAST	LUNCH	DINNER	WEIGHT	

NOVEMBER JOURNAL

NOVEMBER JOURNAL

MONTHLY FASTING REGIMEN & WEIGHT RECORD

DECEMBER JOURNAL

DECEMBER JOURNAL

MONTHLY FASTING REGIMEN & WEIGHT RECORD

A YEAR OF FASTING ::: JOURNAL

FOOD JOURNAL

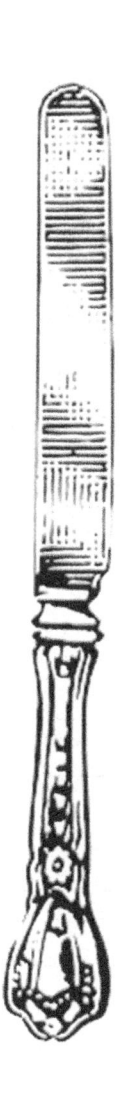

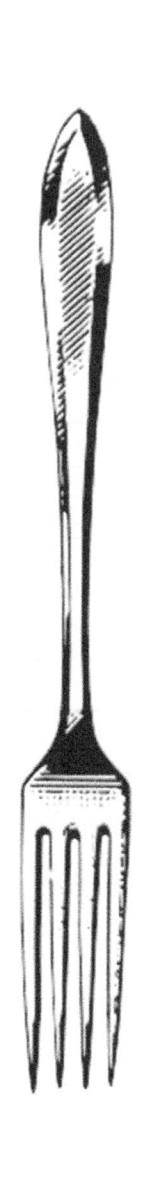

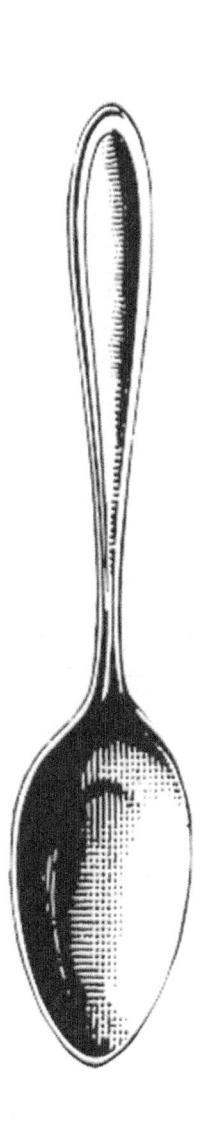

DATE	MEAL (B)reakfast (L)unch (D)inner (S)nack	FOOD / BEVERAGE	QUANTITY CALORIES OTHER	TYPE (F)at (P)rotien (C)arb
	B L D S			F P C
	B L D S			F P C
	B L D S			F P C
	B L D S			F P C
	B L D S			F P C
	B L D S			F P C
	B L D S			F P C
	B L D S			F P C
	B L D S			F P C
	B L D S			F P C
	B L D S			F P C
	B L D S			F P C
	B L D S			F P C
	B L D S			F P C
	B L D S			F P C
	B L D S			F P C
	B L D S			F P C
	B L D S			F P C
	B L D S			F P C
	B L D S			F P C
	B L D S			F P C
	B L D S			F P C
	B L D S			F P C
	B L D S			F P C
	B L D S			F P C
	B L D S			F P C
	B L D S			F P C
	B L D S			F P C
	B L D S			F P C
	B L D S			F P C
	B L D S			F P C

FOOD JOURNAL

DATE	MEAL (B)reakfast (L)unch (D)inner (S)nack	FOOD / BEVERAGE	QUANTITY CALORIES OTHER	TYPE (F)at (P)rotein (C)arb
	B L D S			F P C
	B L D S			F P C
	B L D S			F P C
	B L D S			F P C
	B L D S			F P C
	B L D S			F P C
	B L D S			F P C
	B L D S			F P C
	B L D S			F P C
	B L D S			F P C
	B L D S			F P C
	B L D S			F P C
	B L D S			F P C
	B L D S			F P C
	B L D S			F P C
	B L D S			F P C
	B L D S			F P C
	B L D S			F P C
	B L D S			F P C
	B L D S			F P C
	B L D S			F P C
	B L D S			F P C
	B L D S			F P C
	B L D S			F P C
	B L D S			F P C
	B L D S			F P C
	B L D S			F P C
	B L D S			F P C
	B L D S			F P C
	B L D S			F P C

DATE	MEAL (B)reakfast (L)unch (D)inner (S)nack	FOOD / BEVERAGE	QUANTITY CALORIES OTHER	TYPE (F)at (P)rotien (C)arb
	B L D S			F P C
	B L D S			F P C
	B L D S			F P C
	B L D S			F P C
	B L D S			F P C
	B L D S			F P C
	B L D S			F P C
	B L D S			F P C
	B L D S			F P C
	B L D S			F P C
	B L D S			F P C
	B L D S			F P C
	B L D S			F P C
	B L D S			F P C
	B L D S			F P C
	B L D S			F P C
	B L D S			F P C
	B L D S			F P C
	B L D S			F P C
	B L D S			F P C
	B L D S			F P C
	B L D S			F P C
	B L D S			F P C
	B L D S			F P C
	B L D S			F P C
	B L D S			F P C
	B L D S			F P C
	B L D S			F P C
	B L D S			F P C
	B L D S			F P C
	B L D S			F P C
	B L D S			F P C

FOOD JOURNAL

DATE	MEAL **B**reakfast **L**unch **D**inner **S**nack	FOOD / BEVERAGE	QUANTITY CALORIES OTHER	TYPE **F**at **P**rotein **C**arb
	B L D S			F P C
	B L D S			F P C
	B L D S			F P C
	B L D S			F P C
	B L D S			F P C
	B L D S			F P C
	B L D S			F P C
	B L D S			F P C
	B L D S			F P C
	B L D S			F P C
	B L D S			F P C
	B L D S			F P C
	B L D S			F P C
	B L D S			F P C
	B L D S			F P C
	B L D S			F P C
	B L D S			F P C
	B L D S			F P C
	B L D S			F P C
	B L D S			F P C
	B L D S			F P C
	B L D S			F P C
	B L D S			F P C
	B L D S			F P C
	B L D S			F P C
	B L D S			F P C
	B L D S			F P C
	B L D S			F P C
	B L D S			F P C
	B L D S			F P C

DATE	MEAL (B)reakfast (L)unch (D)inner (S)nack	FOOD / BEVERAGE	QUANTITY CALORIES OTHER	TYPE (F)at (P)rotien (C)arb
	B L D S			F P C
	B L D S			F P C
	B L D S			F P C
	B L D S			F P C
	B L D S			F P C
	B L D S			F P C
	B L D S			F P C
	B L D S			F P C
	B L D S			F P C
	B L D S			F P C
	B L D S			F P C
	B L D S			F P C
	B L D S			F P C
	B L D S			F P C
	B L D S			F P C
	B L D S			F P C
	B L D S			F P C
	B L D S			F P C
	B L D S			F P C
	B L D S			F P C
	B L D S			F P C
	B L D S			F P C
	B L D S			F P C
	B L D S			F P C
	B L D S			F P C
	B L D S			F P C
	B L D S			F P C
	B L D S			F P C
	B L D S			F P C
	B L D S			F P C
	B L D S			F P C

FOOD JOURNAL

DATE	MEAL (B)reakfast (L)unch (D)inner (S)nack	FOOD / BEVERAGE	QUANTITY CALORIES OTHER	TYPE (F)at (P)rotein (C)arb
	B L D S			F P C
	B L D S			F P C
	B L D S			F P C
	B L D S			F P C
	B L D S			F P C
	B L D S			F P C
	B L D S			F P C
	B L D S			F P C
	B L D S			F P C
	B L D S			F P C
	B L D S			F P C
	B L D S			F P C
	B L D S			F P C
	B L D S			F P C
	B L D S			F P C
	B L D S			F P C
	B L D S			F P C
	B L D S			F P C
	B L D S			F P C
	B L D S			F P C
	B L D S			F P C
	B L D S			F P C
	B L D S			F P C
	B L D S			F P C
	B L D S			F P C
	B L D S			F P C
	B L D S			F P C
	B L D S			F P C
	B L D S			F P C
	B L D S			F P C

DATE	MEAL (B)reakfast (L)unch (D)inner (S)nack	FOOD / BEVERAGE	QUANTITY CALORIES OTHER	TYPE (F)at (P)rotien (C)arb
	B L D S			F P C
	B L D S			F P C
	B L D S			F P C
	B L D S			F P C
	B L D S			F P C
	B L D S			F P C
	B L D S			F P C
	B L D S			F P C
	B L D S			F P C
	B L D S			F P C
	B L D S			F P C
	B L D S			F P C
	B L D S			F P C
	B L D S			F P C
	B L D S			F P C
	B L D S			F P C
	B L D S			F P C
	B L D S			F P C
	B L D S			F P C
	B L D S			F P C
	B L D S			F P C
	B L D S			F P C
	B L D S			F P C
	B L D S			F P C
	B L D S			F P C
	B L D S			F P C
	B L D S			F P C
	B L D S			F P C
	B L D S			F P C
	B L D S			F P C
	B L D S			F P C
	B L D S			F P C

FOOD JOURNAL

DATE	MEAL (B)reakfast (L)unch (D)inner (S)nack	FOOD / BEVERAGE	QUANTITY CALORIES OTHER	TYPE (F)at (P)rotein (C)arb
	B L D S			F P C
	B L D S			F P C
	B L D S			F P C
	B L D S			F P C
	B L D S			F P C
	B L D S			F P C
	B L D S			F P C
	B L D S			F P C
	B L D S			F P C
	B L D S			F P C
	B L D S			F P C
	B L D S			F P C
	B L D S			F P C
	B L D S			F P C
	B L D S			F P C
	B L D S			F P C
	B L D S			F P C
	B L D S			F P C
	B L D S			F P C
	B L D S			F P C
	B L D S			F P C
	B L D S			F P C
	B L D S			F P C
	B L D S			F P C
	B L D S			F P C
	B L D S			F P C
	B L D S			F P C
	B L D S			F P C
	B L D S			F P C
	B L D S			F P C

DATE	MEAL (B)reakfast (L)unch (D)inner (S)nack	FOOD / BEVERAGE	QUANTITY CALORIES OTHER	TYPE (F)at (P)rotien (C)arb
	B L D S			F P C
	B L D S			F P C
	B L D S			F P C
	B L D S			F P C
	B L D S			F P C
	B L D S			F P C
	B L D S			F P C
	B L D S			F P C
	B L D S			F P C
	B L D S			F P C
	B L D S			F P C
	B L D S			F P C
	B L D S			F P C
	B L D S			F P C
	B L D S			F P C
	B L D S			F P C
	B L D S			F P C
	B L D S			F P C
	B L D S			F P C
	B L D S			F P C
	B L D S			F P C
	B L D S			F P C
	B L D S			F P C
	B L D S			F P C
	B L D S			F P C
	B L D S			F P C
	B L D S			F P C
	B L D S			F P C
	B L D S			F P C
	B L D S			F P C

FOOD JOURNAL

DATE	MEAL (B)reakfast (L)unch (D)inner (S)nack	FOOD / BEVERAGE	QUANTITY CALORIES OTHER	TYPE (F)at (P)rotein (C)arb
	B L D S			F P C
	B L D S			F P C
	B L D S			F P C
	B L D S			F P C
	B L D S			F P C
	B L D S			F P C
	B L D S			F P C
	B L D S			F P C
	B L D S			F P C
	B L D S			F P C
	B L D S			F P C
	B L D S			F P C
	B L D S			F P C
	B L D S			F P C
	B L D S			F P C
	B L D S			F P C
	B L D S			F P C
	B L D S			F P C
	B L D S			F P C
	B L D S			F P C
	B L D S			F P C
	B L D S			F P C
	B L D S			F P C
	B L D S			F P C
	B L D S			F P C
	B L D S			F P C
	B L D S			F P C
	B L D S			F P C
	B L D S			F P C
	B L D S			F P C
	B L D S			F P C

DATE	MEAL (B)reakfast (L)unch (D)inner (S)nack	FOOD / BEVERAGE	QUANTITY CALORIES OTHER	TYPE (F)at (P)rotien (C)arb
	B L D S			F P C
	B L D S			F P C
	B L D S			F P C
	B L D S			F P C
	B L D S			F P C
	B L D S			F P C
	B L D S			F P C
	B L D S			F P C
	B L D S			F P C
	B L D S			F P C
	B L D S			F P C
	B L D S			F P C
	B L D S			F P C
	B L D S			F P C
	B L D S			F P C
	B L D S			F P C
	B L D S			F P C
	B L D S			F P C
	B L D S			F P C
	B L D S			F P C
	B L D S			F P C
	B L D S			F P C
	B L D S			F P C
	B L D S			F P C
	B L D S			F P C
	B L D S			F P C
	B L D S			F P C
	B L D S			F P C
	B L D S			F P C
	B L D S			F P C
	B L D S			F P C

FOOD JOURNAL

DATE	MEAL **B**reakfast **L**unch **D**inner **S**nack	FOOD / BEVERAGE	QUANTITY CALORIES OTHER	TYPE **F**at **P**rotein **C**arb
	B L D S			F P C
	B L D S			F P C
	B L D S			F P C
	B L D S			F P C
	B L D S			F P C
	B L D S			F P C
	B L D S			F P C
	B L D S			F P C
	B L D S			F P C
	B L D S			F P C
	B L D S			F P C
	B L D S			F P C
	B L D S			F P C
	B L D S			F P C
	B L D S			F P C
	B L D S			F P C
	B L D S			F P C
	B L D S			F P C
	B L D S			F P C
	B L D S			F P C
	B L D S			F P C
	B L D S			F P C
	B L D S			F P C
	B L D S			F P C
	B L D S			F P C
	B L D S			F P C
	B L D S			F P C
	B L D S			F P C
	B L D S			F P C
	B L D S			F P C

DATE	MEAL (B)reakfast (L)unch (D)inner (S)nack	FOOD / BEVERAGE	QUANTITY CALORIES OTHER	TYPE (F)at (P)rotien (C)arb
	B L D S			F P C
	B L D S			F P C
	B L D S			F P C
	B L D S			F P C
	B L D S			F P C
	B L D S			F P C
	B L D S			F P C
	B L D S			F P C
	B L D S			F P C
	B L D S			F P C
	B L D S			F P C
	B L D S			F P C
	B L D S			F P C
	B L D S			F P C
	B L D S			F P C
	B L D S			F P C
	B L D S			F P C
	B L D S			F P C
	B L D S			F P C
	B L D S			F P C
	B L D S			F P C
	B L D S			F P C
	B L D S			F P C
	B L D S			F P C
	B L D S			F P C
	B L D S			F P C
	B L D S			F P C
	B L D S			F P C
	B L D S			F P C
	B L D S			F P C
	B L D S			F P C
	B L D S			F P C

| DATE | MEAL | FOOD / BEVERAGE | | TYPE |

FOOD JOURNAL

DATE	MEAL (B)reakfast (L)unch (D)inner (S)nack	FOOD / BEVERAGE	QUANTITY CALORIES OTHER	TYPE (F)at (P)rotein (C)arb
	B L D S			F P C
	B L D S			F P C
	B L D S			F P C
	B L D S			F P C
	B L D S			F P C
	B L D S			F P C
	B L D S			F P C
	B L D S			F P C
	B L D S			F P C
	B L D S			F P C
	B L D S			F P C
	B L D S			F P C
	B L D S			F P C
	B L D S			F P C
	B L D S			F P C
	B L D S			F P C
	B L D S			F P C
	B L D S			F P C
	B L D S			F P C
	B L D S			F P C
	B L D S			F P C
	B L D S			F P C
	B L D S			F P C
	B L D S			F P C
	B L D S			F P C
	B L D S			F P C
	B L D S			F P C
	B L D S			F P C
	B L D S			F P C
	B L D S			F P C

DATE	MEAL (B)reakfast (L)unch (D)inner (S)nack	FOOD / BEVERAGE	QUANTITY CALORIES OTHER	TYPE (F)at (P)rotien (C)arb
	B L D S			F P C
	B L D S			F P C
	B L D S			F P C
	B L D S			F P C
	B L D S			F P C
	B L D S			F P C
	B L D S			F P C
	B L D S			F P C
	B L D S			F P C
	B L D S			F P C
	B L D S			F P C
	B L D S			F P C
	B L D S			F P C
	B L D S			F P C
	B L D S			F P C
	B L D S			F P C
	B L D S			F P C
	B L D S			F P C
	B L D S			F P C
	B L D S			F P C
	B L D S			F P C
	B L D S			F P C
	B L D S			F P C
	B L D S			F P C
	B L D S			F P C
	B L D S			F P C
	B L D S			F P C
	B L D S			F P C
	B L D S			F P C
	B L D S			F P C

FOOD JOURNAL

DATE	MEAL (B)reakfast (L)unch (D)inner (S)nack	FOOD / BEVERAGE	QUANTITY CALORIES OTHER	TYPE (F)at (P)rotein (C)arb
	B L D S			F P C
	B L D S			F P C
	B L D S			F P C
	B L D S			F P C
	B L D S			F P C
	B L D S			F P C
	B L D S			F P C
	B L D S			F P C
	B L D S			F P C
	B L D S			F P C
	B L D S			F P C
	B L D S			F P C
	B L D S			F P C
	B L D S			F P C
	B L D S			F P C
	B L D S			F P C
	B L D S			F P C
	B L D S			F P C
	B L D S			F P C
	B L D S			F P C
	B L D S			F P C
	B L D S			F P C
	B L D S			F P C
	B L D S			F P C
	B L D S			F P C
	B L D S			F P C
	B L D S			F P C
	B L D S			F P C
	B L D S			F P C
	B L D S			F P C

DATE	MEAL (B)reakfast (L)unch (D)inner (S)nack	FOOD / BEVERAGE	QUANTITY CALORIES OTHER	TYPE (F)at (P)rotien (C)arb
	B L D S			F P C
	B L D S			F P C
	B L D S			F P C
	B L D S			F P C
	B L D S			F P C
	B L D S			F P C
	B L D S			F P C
	B L D S			F P C
	B L D S			F P C
	B L D S			F P C
	B L D S			F P C
	B L D S			F P C
	B L D S			F P C
	B L D S			F P C
	B L D S			F P C
	B L D S			F P C
	B L D S			F P C
	B L D S			F P C
	B L D S			F P C
	B L D S			F P C
	B L D S			F P C
	B L D S			F P C
	B L D S			F P C
	B L D S			F P C
	B L D S			F P C
	B L D S			F P C
	B L D S			F P C
	B L D S			F P C
	B L D S			F P C
	B L D S			F P C
	B L D S	FOOD / BEVERAGE		F P C

FOOD JOURNAL

DATE	MEAL (B)reakfast (L)unch (D)inner (S)nack	FOOD / BEVERAGE	QUANTITY CALORIES OTHER	TYPE (F)at (P)rotein (C)arb
	B L D S			F P C
	B L D S			F P C
	B L D S			F P C
	B L D S			F P C
	B L D S			F P C
	B L D S			F P C
	B L D S			F P C
	B L D S			F P C
	B L D S			F P C
	B L D S			F P C
	B L D S			F P C
	B L D S			F P C
	B L D S			F P C
	B L D S			F P C
	B L D S			F P C
	B L D S			F P C
	B L D S			F P C
	B L D S			F P C
	B L D S			F P C
	B L D S			F P C
	B L D S			F P C
	B L D S			F P C
	B L D S			F P C
	B L D S			F P C
	B L D S			F P C
	B L D S			F P C
	B L D S			F P C
	B L D S			F P C
	B L D S			F P C
	B L D S			F P C
	B L D S			F P C

DATE	MEAL (B)reakfast (L)unch (D)inner (S)nack	FOOD / BEVERAGE	QUANTITY CALORIES OTHER	TYPE (F)at (P)rotien (C)arb
	B L D S			F P C
	B L D S			F P C
	B L D S			F P C
	B L D S			F P C
	B L D S			F P C
	B L D S			F P C
	B L D S			F P C
	B L D S			F P C
	B L D S			F P C
	B L D S			F P C
	B L D S			F P C
	B L D S			F P C
	B L D S			F P C
	B L D S			F P C
	B L D S			F P C
	B L D S			F P C
	B L D S			F P C
	B L D S			F P C
	B L D S			F P C
	B L D S			F P C
	B L D S			F P C
	B L D S			F P C
	B L D S			F P C
	B L D S			F P C
	B L D S			F P C
	B L D S			F P C
	B L D S			F P C
	B L D S			F P C
	B L D S			F P C
	B L D S			F P C

FOOD JOURNAL

DATE	MEAL (B)reakfast (L)unch (D)inner (S)nack	FOOD / BEVERAGE	QUANTITY CALORIES OTHER	TYPE (F)at (P)rotein (C)arb
	B L D S			F P C
	B L D S			F P C
	B L D S			F P C
	B L D S			F P C
	B L D S			F P C
	B L D S			F P C
	B L D S			F P C
	B L D S			F P C
	B L D S			F P C
	B L D S			F P C
	B L D S			F P C
	B L D S			F P C
	B L D S			F P C
	B L D S			F P C
	B L D S			F P C
	B L D S			F P C
	B L D S			F P C
	B L D S			F P C
	B L D S			F P C
	B L D S			F P C
	B L D S			F P C
	B L D S			F P C
	B L D S			F P C
	B L D S			F P C
	B L D S			F P C
	B L D S			F P C
	B L D S			F P C
	B L D S			F P C
	B L D S			F P C

DATE	MEAL (B)reakfast (L)unch (D)inner (S)nack	FOOD / BEVERAGE	QUANTITY CALORIES OTHER	TYPE (F)at (P)rotien (C)arb
	B L D S			F P C
	B L D S			F P C
	B L D S			F P C
	B L D S			F P C
	B L D S			F P C
	B L D S			F P C
	B L D S			F P C
	B L D S			F P C
	B L D S			F P C
	B L D S			F P C
	B L D S			F P C
	B L D S			F P C
	B L D S			F P C
	B L D S			F P C
	B L D S			F P C
	B L D S			F P C
	B L D S			F P C
	B L D S			F P C
	B L D S			F P C
	B L D S			F P C
	B L D S			F P C
	B L D S			F P C
	B L D S			F P C
	B L D S			F P C
	B L D S			F P C
	B L D S			F P C
	B L D S			F P C
	B L D S			F P C
	B L D S			F P C
	B L D S			F P C
	B L D S			F P C

FOOD JOURNAL

DATE	MEAL (B)reakfast (L)unch (D)inner (S)nack	FOOD / BEVERAGE	QUANTITY CALORIES OTHER	TYPE (F)at (P)rotein (C)arb
	B L D S			F P C
	B L D S			F P C
	B L D S			F P C
	B L D S			F P C
	B L D S			F P C
	B L D S			F P C
	B L D S			F P C
	B L D S			F P C
	B L D S			F P C
	B L D S			F P C
	B L D S			F P C
	B L D S			F P C
	B L D S			F P C
	B L D S			F P C
	B L D S			F P C
	B L D S			F P C
	B L D S			F P C
	B L D S			F P C
	B L D S			F P C
	B L D S			F P C
	B L D S			F P C
	B L D S			F P C
	B L D S			F P C
	B L D S			F P C
	B L D S			F P C
	B L D S			F P C
	B L D S			F P C
	B L D S			F P C
	B L D S			F P C
	B L D S			F P C
	B L D S			F P C

DATE	MEAL (B)reakfast (L)unch (D)inner (S)nack	FOOD / BEVERAGE	QUANTITY CALORIES OTHER	TYPE (F)at (P)rotien (C)arb
	B L D S			F P C
	B L D S			F P C
	B L D S			F P C
	B L D S			F P C
	B L D S			F P C
	B L D S			F P C
	B L D S			F P C
	B L D S			F P C
	B L D S			F P C
	B L D S			F P C
	B L D S			F P C
	B L D S			F P C
	B L D S			F P C
	B L D S			F P C
	B L D S			F P C
	B L D S			F P C
	B L D S			F P C
	B L D S			F P C
	B L D S			F P C
	B L D S			F P C
	B L D S			F P C
	B L D S			F P C
	B L D S			F P C
	B L D S			F P C
	B L D S			F P C
	B L D S			F P C
	B L D S			F P C
	B L D S			F P C
	B L D S			F P C
	B L D S			F P C
	B L D S			F P C

FOOD JOURNAL

DATE	MEAL (B)reakfast (L)unch (D)inner (S)nack	FOOD / BEVERAGE	QUANTITY CALORIES OTHER	TYPE (F)at (P)rotein (C)arb
	B L D S			F P C
	B L D S			F P C
	B L D S			F P C
	B L D S			F P C
	B L D S			F P C
	B L D S			F P C
	B L D S			F P C
	B L D S			F P C
	B L D S			F P C
	B L D S			F P C
	B L D S			F P C
	B L D S			F P C
	B L D S			F P C
	B L D S			F P C
	B L D S			F P C
	B L D S			F P C
	B L D S			F P C
	B L D S			F P C
	B L D S			F P C
	B L D S			F P C
	B L D S			F P C
	B L D S			F P C
	B L D S			F P C
	B L D S			F P C
	B L D S			F P C
	B L D S			F P C
	B L D S			F P C
	B L D S			F P C
	B L D S			F P C
	B L D S			F P C
	B L D S			F P C
	B L D S			F P C

DATE	MEAL (B)reakfast (L)unch (D)inner (S)nack	FOOD / BEVERAGE	QUANTITY CALORIES OTHER	TYPE (F)at (P)rotien (C)arb
	B L D S			F P C
	B L D S			F P C
	B L D S			F P C
	B L D S			F P C
	B L D S			F P C
	B L D S			F P C
	B L D S			F P C
	B L D S			F P C
	B L D S			F P C
	B L D S			F P C
	B L D S			F P C
	B L D S			F P C
	B L D S			F P C
	B L D S			F P C
	B L D S			F P C
	B L D S			F P C
	B L D S			F P C
	B L D S			F P C
	B L D S			F P C
	B L D S			F P C
	B L D S			F P C
	B L D S			F P C
	B L D S			F P C
	B L D S			F P C
	B L D S			F P C
	B L D S			F P C
	B L D S			F P C
	B L D S			F P C
	B L D S			F P C
	B L D S			F P C

FOOD JOURNAL

DATE	MEAL (B)reakfast (L)unch (D)inner (S)nack	FOOD / BEVERAGE	QUANTITY CALORIES OTHER	TYPE (F)at (P)rotein (C)arb
	B L D S			F P C
	B L D S			F P C
	B L D S			F P C
	B L D S			F P C
	B L D S			F P C
	B L D S			F P C
	B L D S			F P C
	B L D S			F P C
	B L D S			F P C
	B L D S			F P C
	B L D S			F P C
	B L D S			F P C
	B L D S			F P C
	B L D S			F P C
	B L D S			F P C
	B L D S			F P C
	B L D S			F P C
	B L D S			F P C
	B L D S			F P C
	B L D S			F P C
	B L D S			F P C
	B L D S			F P C
	B L D S			F P C
	B L D S			F P C
	B L D S			F P C
	B L D S			F P C
	B L D S			F P C
	B L D S			F P C
	B L D S			F P C
	B L D S			F P C

DATE	MEAL (B)reakfast (L)unch (D)inner (S)nack	FOOD / BEVERAGE	QUANTITY CALORIES OTHER	TYPE (F)at (P)rotien (C)arb
	B L D S			F P C
	B L D S			F P C
	B L D S			F P C
	B L D S			F P C
	B L D S			F P C
	B L D S			F P C
	B L D S			F P C
	B L D S			F P C
	B L D S			F P C
	B L D S			F P C
	B L D S			F P C
	B L D S			F P C
	B L D S			F P C
	B L D S			F P C
	B L D S			F P C
	B L D S			F P C
	B L D S			F P C
	B L D S			F P C
	B L D S			F P C
	B L D S			F P C
	B L D S			F P C
	B L D S			F P C
	B L D S			F P C
	B L D S			F P C
	B L D S			F P C
	B L D S			F P C
	B L D S			F P C
	B L D S			F P C
	B L D S			F P C
	B L D S			F P C
	B L D S			F P C
	MEAL (B)reakfast (L)unch (D)inner (S)nack	FOOD / BEVERAGE		F P C

FOOD JOURNAL

DATE	MEAL (B)reakfast (L)unch (D)inner (S)nack	FOOD / BEVERAGE	QUANTITY CALORIES OTHER	TYPE (F)at (P)rotein (C)arb
	B L D S			F P C
	B L D S			F P C
	B L D S			F P C
	B L D S			F P C
	B L D S			F P C
	B L D S			F P C
	B L D S			F P C
	B L D S			F P C
	B L D S			F P C
	B L D S			F P C
	B L D S			F P C
	B L D S			F P C
	B L D S			F P C
	B L D S			F P C
	B L D S			F P C
	B L D S			F P C
	B L D S			F P C
	B L D S			F P C
	B L D S			F P C
	B L D S			F P C
	B L D S			F P C
	B L D S			F P C
	B L D S			F P C
	B L D S			F P C
	B L D S			F P C
	B L D S			F P C
	B L D S			F P C
	B L D S			F P C
	B L D S			F P C
	B L D S			F P C

DATE	MEAL (B)reakfast (L)unch (D)inner (S)nack	FOOD / BEVERAGE	QUANTITY CALORIES OTHER	TYPE (F)at (P)rotien (C)arb
	B L D S			F P C
	B L D S			F P C
	B L D S			F P C
	B L D S			F P C
	B L D S			F P C
	B L D S			F P C
	B L D S			F P C
	B L D S			F P C
	B L D S			F P C
	B L D S			F P C
	B L D S			F P C
	B L D S			F P C
	B L D S			F P C
	B L D S			F P C
	B L D S			F P C
	B L D S			F P C
	B L D S			F P C
	B L D S			F P C
	B L D S			F P C
	B L D S			F P C
	B L D S			F P C
	B L D S			F P C
	B L D S			F P C
	B L D S			F P C
	B L D S			F P C
	B L D S			F P C
	B L D S			F P C
	B L D S			F P C
	B L D S			F P C
	B L D S			F P C

FOOD JOURNAL

DATE	MEAL (B)reakfast (L)unch (D)inner (S)nack	FOOD / BEVERAGE	QUANTITY CALORIES OTHER	TYPE (F)at (P)rotein (C)arb
	B L D S			F P C
	B L D S			F P C
	B L D S			F P C
	B L D S			F P C
	B L D S			F P C
	B L D S			F P C
	B L D S			F P C
	B L D S			F P C
	B L D S			F P C
	B L D S			F P C
	B L D S			F P C
	B L D S			F P C
	B L D S			F P C
	B L D S			F P C
	B L D S			F P C
	B L D S			F P C
	B L D S			F P C
	B L D S			F P C
	B L D S			F P C
	B L D S			F P C
	B L D S			F P C
	B L D S			F P C
	B L D S			F P C
	B L D S			F P C
	B L D S			F P C
	B L D S			F P C
	B L D S			F P C
	B L D S			F P C
	B L D S			F P C
	B L D S			F P C
	B L D S			F P C

DATE	MEAL (B)reakfast (L)unch (D)inner (S)nack	FOOD / BEVERAGE	QUANTITY CALORIES OTHER	TYPE (F)at (P)rotien (C)arb
	B L D S			F P C
	B L D S			F P C
	B L D S			F P C
	B L D S			F P C
	B L D S			F P C
	B L D S			F P C
	B L D S			F P C
	B L D S			F P C
	B L D S			F P C
	B L D S			F P C
	B L D S			F P C
	B L D S			F P C
	B L D S			F P C
	B L D S			F P C
	B L D S			F P C
	B L D S			F P C
	B L D S			F P C
	B L D S			F P C
	B L D S			F P C
	B L D S			F P C
	B L D S			F P C
	B L D S			F P C
	B L D S			F P C
	B L D S			F P C
	B L D S			F P C
	B L D S			F P C
	B L D S			F P C
	B L D S			F P C
	B L D S			F P C
	B L D S			F P C
	B L D S			F P C
	B L D S			F P C

FOOD JOURNAL

DATE	MEAL (B)reakfast (L)unch (D)inner (S)nack	FOOD / BEVERAGE	QUANTITY CALORIES OTHER	TYPE (F)at (P)rotein (C)arb
	B L D S			F P C
	B L D S			F P C
	B L D S			F P C
	B L D S			F P C
	B L D S			F P C
	B L D S			F P C
	B L D S			F P C
	B L D S			F P C
	B L D S			F P C
	B L D S			F P C
	B L D S			F P C
	B L D S			F P C
	B L D S			F P C
	B L D S			F P C
	B L D S			F P C
	B L D S			F P C
	B L D S			F P C
	B L D S			F P C
	B L D S			F P C
	B L D S			F P C
	B L D S			F P C
	B L D S			F P C
	B L D S			F P C
	B L D S			F P C
	B L D S			F P C
	B L D S			F P C
	B L D S			F P C
	B L D S			F P C
	B L D S			F P C
	B L D S			F P C
	B L D S			F P C

DATE	MEAL (B)reakfast (L)unch (D)inner (S)nack	FOOD / BEVERAGE	QUANTITY CALORIES OTHER	TYPE (F)at (P)rotien (C)arb
	B L D S			F P C
	B L D S			F P C
	B L D S			F P C
	B L D S			F P C
	B L D S			F P C
	B L D S			F P C
	B L D S			F P C
	B L D S			F P C
	B L D S			F P C
	B L D S			F P C
	B L D S			F P C
	B L D S			F P C
	B L D S			F P C
	B L D S			F P C
	B L D S			F P C
	B L D S			F P C
	B L D S			F P C
	B L D S			F P C
	B L D S			F P C
	B L D S			F P C
	B L D S			F P C
	B L D S			F P C
	B L D S			F P C
	B L D S			F P C
	B L D S			F P C
	B L D S			F P C
	B L D S			F P C
	B L D S			F P C
	B L D S			F P C
	B L D S			F P C

FOOD JOURNAL

DATE	MEAL (B)reakfast (L)unch (D)inner (S)nack	FOOD / BEVERAGE	QUANTITY CALORIES OTHER	TYPE (F)at (P)rotein (C)arb
	B L D S			F P C
	B L D S			F P C
	B L D S			F P C
	B L D S			F P C
	B L D S			F P C
	B L D S			F P C
	B L D S			F P C
	B L D S			F P C
	B L D S			F P C
	B L D S			F P C
	B L D S			F P C
	B L D S			F P C
	B L D S			F P C
	B L D S			F P C
	B L D S			F P C
	B L D S			F P C
	B L D S			F P C
	B L D S			F P C
	B L D S			F P C
	B L D S			F P C
	B L D S			F P C
	B L D S			F P C
	B L D S			F P C
	B L D S			F P C
	B L D S			F P C
	B L D S			F P C
	B L D S			F P C
	B L D S			F P C
	B L D S			F P C
	B L D S			F P C

DATE	MEAL (B)reakfast (L)unch (D)inner (S)nack	FOOD / BEVERAGE	QUANTITY CALORIES OTHER	TYPE (F)at (P)rotien (C)arb
	B L D S			F P C
	B L D S			F P C
	B L D S			F P C
	B L D S			F P C
	B L D S			F P C
	B L D S			F P C
	B L D S			F P C
	B L D S			F P C
	B L D S			F P C
	B L D S			F P C
	B L D S			F P C
	B L D S			F P C
	B L D S			F P C
	B L D S			F P C
	B L D S			F P C
	B L D S			F P C
	B L D S			F P C
	B L D S			F P C
	B L D S			F P C
	B L D S			F P C
	B L D S			F P C
	B L D S			F P C
	B L D S			F P C
	B L D S			F P C
	B L D S			F P C
	B L D S			F P C
	B L D S			F P C
	B L D S			F P C
	B L D S			F P C
	B L D S			F P C
	B L D S			F P C

FOOD JOURNAL

DATE	MEAL (B)reakfast (L)unch (D)inner (S)nack	FOOD / BEVERAGE	QUANTITY CALORIES OTHER	TYPE (F)at (P)rotein (C)arb
	B L D S			F P C
	B L D S			F P C
	B L D S			F P C
	B L D S			F P C
	B L D S			F P C
	B L D S			F P C
	B L D S			F P C
	B L D S			F P C
	B L D S			F P C
	B L D S			F P C
	B L D S			F P C
	B L D S			F P C
	B L D S			F P C
	B L D S			F P C
	B L D S			F P C
	B L D S			F P C
	B L D S			F P C
	B L D S			F P C
	B L D S			F P C
	B L D S			F P C
	B L D S			F P C
	B L D S			F P C
	B L D S			F P C
	B L D S			F P C
	B L D S			F P C
	B L D S			F P C
	B L D S			F P C
	B L D S			F P C
	B L D S			F P C
	B L D S			F P C
	B L D S			F P C

DATE	MEAL (B)reakfast (L)unch (D)inner (S)nack	FOOD / BEVERAGE	QUANTITY CALORIES OTHER	TYPE (F)at (P)rotien (C)arb
	B L D S			F P C
	B L D S			F P C
	B L D S			F P C
	B L D S			F P C
	B L D S			F P C
	B L D S			F P C
	B L D S			F P C
	B L D S			F P C
	B L D S			F P C
	B L D S			F P C
	B L D S			F P C
	B L D S			F P C
	B L D S			F P C
	B L D S			F P C
	B L D S			F P C
	B L D S			F P C
	B L D S			F P C
	B L D S			F P C
	B L D S			F P C
	B L D S			F P C
	B L D S			F P C
	B L D S			F P C
	B L D S			F P C
	B L D S			F P C
	B L D S			F P C
	B L D S			F P C
	B L D S			F P C
	B L D S			F P C
	B L D S			F P C
	B L D S			F P C

FOOD JOURNAL

DATE	MEAL (B)reakfast (L)unch (D)inner (S)nack	FOOD / BEVERAGE	QUANTITY CALORIES OTHER	TYPE (F)at (P)rotein (C)arb
	B L D S			F P C
	B L D S			F P C
	B L D S			F P C
	B L D S			F P C
	B L D S			F P C
	B L D S			F P C
	B L D S			F P C
	B L D S			F P C
	B L D S			F P C
	B L D S			F P C
	B L D S			F P C
	B L D S			F P C
	B L D S			F P C
	B L D S			F P C
	B L D S			F P C
	B L D S			F P C
	B L D S			F P C
	B L D S			F P C
	B L D S			F P C
	B L D S			F P C
	B L D S			F P C
	B L D S			F P C
	B L D S			F P C
	B L D S			F P C
	B L D S			F P C
	B L D S			F P C
	B L D S			F P C
	B L D S			F P C
	B L D S			F P C
	B L D S			F P C
	B L D S			F P C
	B L D S			F P C

DATE	MEAL (B)reakfast (L)unch (D)inner (S)nack	FOOD / BEVERAGE	QUANTITY CALORIES OTHER	TYPE (F)at (P)rotien (C)arb
	B L D S			F P C
	B L D S			F P C
	B L D S			F P C
	B L D S			F P C
	B L D S			F P C
	B L D S			F P C
	B L D S			F P C
	B L D S			F P C
	B L D S			F P C
	B L D S			F P C
	B L D S			F P C
	B L D S			F P C
	B L D S			F P C
	B L D S			F P C
	B L D S			F P C
	B L D S			F P C
	B L D S			F P C
	B L D S			F P C
	B L D S			F P C
	B L D S			F P C
	B L D S			F P C
	B L D S			F P C
	B L D S			F P C
	B L D S			F P C
	B L D S			F P C
	B L D S			F P C
	B L D S			F P C
	B L D S			F P C
	B L D S			F P C
	B L D S			F P C
DATE	MEAL	FOOD / BEVERAGE	QUANTITY CALORIES OTHER	TYPE

FOOD JOURNAL

DATE	MEAL (B)reakfast (L)unch (D)inner (S)nack	FOOD / BEVERAGE	QUANTITY CALORIES OTHER	TYPE (F)at (P)rotein (C)arb
	B L D S			F P C
	B L D S			F P C
	B L D S			F P C
	B L D S			F P C
	B L D S			F P C
	B L D S			F P C
	B L D S			F P C
	B L D S			F P C
	B L D S			F P C
	B L D S			F P C
	B L D S			F P C
	B L D S			F P C
	B L D S			F P C
	B L D S			F P C
	B L D S			F P C
	B L D S			F P C
	B L D S			F P C
	B L D S			F P C
	B L D S			F P C
	B L D S			F P C
	B L D S			F P C
	B L D S			F P C
	B L D S			F P C
	B L D S			F P C
	B L D S			F P C
	B L D S			F P C
	B L D S			F P C
	B L D S			F P C
	B L D S			F P C
	B L D S			F P C

DATE	MEAL (B)reakfast (L)unch (D)inner (S)nack	FOOD / BEVERAGE	QUANTITY CALORIES OTHER	TYPE (F)at (P)rotien (C)arb
	B L D S			F P C
	B L D S			F P C
	B L D S			F P C
	B L D S			F P C
	B L D S			F P C
	B L D S			F P C
	B L D S			F P C
	B L D S			F P C
	B L D S			F P C
	B L D S			F P C
	B L D S			F P C
	B L D S			F P C
	B L D S			F P C
	B L D S			F P C
	B L D S			F P C
	B L D S			F P C
	B L D S			F P C
	B L D S			F P C
	B L D S			F P C
	B L D S			F P C
	B L D S			F P C
	B L D S			F P C
	B L D S			F P C
	B L D S			F P C
	B L D S			F P C
	B L D S			F P C
	B L D S			F P C
	B L D S			F P C
	B L D S			F P C
	B L D S			F P C
	B L D S			F P C
	B L D S			F P C

MEAL PLANNER

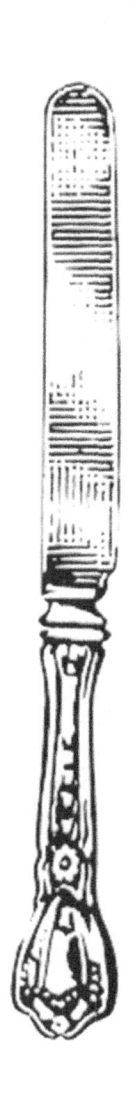

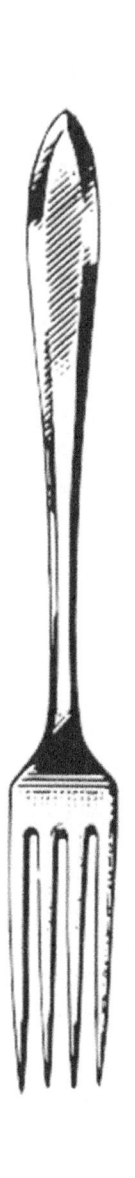

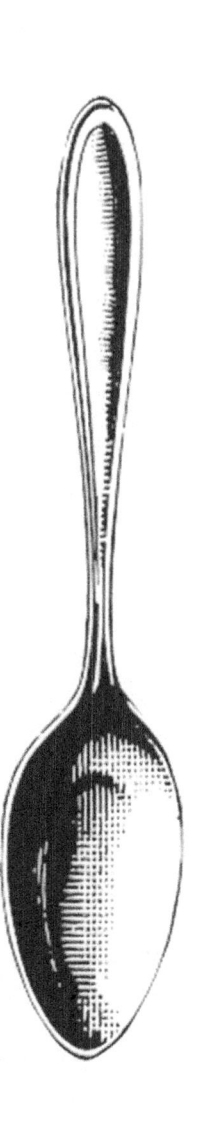

MEAL PLAN	INGREDIENTS / GROCERIES	HAVE	NEED
MONDAY			
		○	○
		○	○
		○	○
TUESDAY			
		○	○
		○	○
		○	○
WEDNESDAY			
		○	○
		○	○
		○	○
THURSDAY			
		○	○
		○	○
		○	○
FRIDAY			
		○	○
		○	○
		○	○
SATURDAY			
		○	○
		○	○
		○	○
SUNDAY			
		○	○
		○	○
		○	○

MEAL PLAN	INGREDIENTS / GROCERIES	HAVE	NEED
MONDAY			
		○	○
		○	○
		○	○
TUESDAY			
		○	○
		○	○
		○	○
WEDNESDAY			
		○	○
		○	○
		○	○
THURSDAY			
		○	○
		○	○
		○	○
FRIDAY			
		○	○
		○	○
		○	○
SATURDAY			
		○	○
		○	○
		○	○
SUNDAY			
		○	○
		○	○
		○	○

MEAL PLANS

MEAL PLAN	INGREDIENTS / GROCERIES	HAVE	NEED
MONDAY			
		○	○
		○	○
		○	○
TUESDAY			
		○	○
		○	○
		○	○
WEDNESDAY			
		○	○
		○	○
		○	○
THURSDAY			
		○	○
		○	○
		○	○
FRIDAY			
		○	○
		○	○
		○	○
SATURDAY			
		○	○
		○	○
		○	○
SUNDAY			
		○	○
		○	○
		○	○

MEAL PLAN	INGREDIENTS / GROCERIES	HAVE	NEED
MONDAY			
		○	○
		○	○
		○	○
TUESDAY		○	○
		○	○
		○	○
		○	○
WEDNESDAY		○	○
		○	○
		○	○
		○	○
THURSDAY		○	○
		○	○
		○	○
		○	○
FRIDAY		○	○
		○	○
		○	○
		○	○
SATURDAY		○	○
		○	○
		○	○
		○	○
SUNDAY		○	○
		○	○
		○	○
		○	○

MEAL PLANS

MEAL PLAN		INGREDIENTS / GROCERIES	HAVE	NEED
MONDAY			○	○
			○	○
			○	○
			○	○
TUESDAY			○	○
			○	○
			○	○
			○	○
WEDNESDAY			○	○
			○	○
			○	○
			○	○
THURSDAY			○	○
			○	○
			○	○
			○	○
FRIDAY			○	○
			○	○
			○	○
			○	○
SATURDAY			○	○
			○	○
			○	○
			○	○
SUNDAY			○	○
			○	○
			○	○
			○	○

MEAL PLAN	INGREDIENTS / GROCERIES	HAVE	NEED
MONDAY			
		○	○
		○	○
		○	○
TUESDAY			
		○	○
		○	○
		○	○
WEDNESDAY			
		○	○
		○	○
		○	○
THURSDAY			
		○	○
		○	○
		○	○
FRIDAY			
		○	○
		○	○
		○	○
SATURDAY			
		○	○
		○	○
		○	○
SUNDAY			
		○	○
		○	○
		○	○

MEAL PLANS

MEAL PLAN		INGREDIENTS / GROCERIES	HAVE	NEED
MONDAY			○	○
			○	○
			○	○
			○	○
TUESDAY			○	○
			○	○
			○	○
			○	○
WEDNESDAY			○	○
			○	○
			○	○
			○	○
THURSDAY			○	○
			○	○
			○	○
			○	○
FRIDAY			○	○
			○	○
			○	○
			○	○
SATURDAY			○	○
			○	○
			○	○
			○	○
SUNDAY			○	○
			○	○
			○	○
			○	○

MEAL PLAN	INGREDIENTS / GROCERIES	HAVE	NEED
MONDAY			
		○	○
		○	○
		○	○
TUESDAY			
		○	○
		○	○
		○	○
WEDNESDAY			
		○	○
		○	○
		○	○
THURSDAY			
		○	○
		○	○
		○	○
FRIDAY			
		○	○
		○	○
		○	○
SATURDAY			
		○	○
		○	○
		○	○
SUNDAY			
		○	○
		○	○
		○	○

MEAL PLANS

MEAL PLAN	INGREDIENTS / GROCERIES	HAVE	NEED
MONDAY		○	○
		○	○
		○	○
		○	○
TUESDAY		○	○
		○	○
		○	○
		○	○
WEDNESDAY		○	○
		○	○
		○	○
		○	○
THURSDAY		○	○
		○	○
		○	○
		○	○
FRIDAY		○	○
		○	○
		○	○
		○	○
SATURDAY		○	○
		○	○
		○	○
		○	○
SUNDAY		○	○
		○	○
		○	○
		○	○
MONDAY		○	○

MEAL PLAN	INGREDIENTS / GROCERIES	HAVE	NEED
MONDAY			
		○	○
		○	○
		○	○
TUESDAY			
		○	○
		○	○
		○	○
WEDNESDAY			
		○	○
		○	○
		○	○
THURSDAY			
		○	○
		○	○
		○	○
FRIDAY			
		○	○
		○	○
		○	○
SATURDAY			
		○	○
		○	○
		○	○
SUNDAY			
		○	○
		○	○
		○	○

MEAL PLANS

MEAL PLAN	INGREDIENTS / GROCERIES	HAVE	NEED
MONDAY			
		○	○
		○	○
		○	○
TUESDAY			
		○	○
		○	○
		○	○
WEDNESDAY			
		○	○
		○	○
		○	○
THURSDAY			
		○	○
		○	○
		○	○
FRIDAY			
		○	○
		○	○
		○	○
SATURDAY			
		○	○
		○	○
		○	○
SUNDAY			
		○	○
		○	○
		○	○

MEAL PLAN	INGREDIENTS / GROCERIES	HAVE	NEED
MONDAY			
		○	○
		○	○
		○	○
TUESDAY			
		○	○
		○	○
		○	○
WEDNESDAY			
		○	○
		○	○
		○	○
THURSDAY			
		○	○
		○	○
		○	○
FRIDAY			
		○	○
		○	○
		○	○
SATURDAY			
		○	○
		○	○
		○	○
SUNDAY			
		○	○
		○	○
		○	○

MEAL PLANS

MEAL PLAN	INGREDIENTS / GROCERIES	HAVE	NEED
MONDAY			
		○	○
		○	○
		○	○
TUESDAY			
		○	○
		○	○
		○	○
WEDNESDAY			
		○	○
		○	○
		○	○
THURSDAY			
		○	○
		○	○
		○	○
FRIDAY			
		○	○
		○	○
		○	○
SATURDAY			
		○	○
		○	○
		○	○
SUNDAY			
		○	○
		○	○
		○	○

MEAL PLAN	INGREDIENTS / GROCERIES	HAVE	NEED
MONDAY			
		○	○
		○	○
		○	○
		○	○
TUESDAY			
		○	○
		○	○
		○	○
		○	○
WEDNESDAY			
		○	○
		○	○
		○	○
		○	○
THURSDAY			
		○	○
		○	○
		○	○
		○	○
FRIDAY			
		○	○
		○	○
		○	○
		○	○
SATURDAY			
		○	○
		○	○
		○	○
SUNDAY			
		○	○
		○	○
		○	○
		○	○

MEAL PLANS

MEAL PLAN	INGREDIENTS / GROCERIES	HAVE	NEED
MONDAY			
		○	○
		○	○
		○	○
TUESDAY			
		○	○
		○	○
		○	○
WEDNESDAY			
		○	○
		○	○
		○	○
THURSDAY			
		○	○
		○	○
		○	○
FRIDAY			
		○	○
		○	○
		○	○
SATURDAY			
		○	○
		○	○
		○	○
SUNDAY			
		○	○
		○	○
		○	○
MONDAY			

MEAL PLAN	INGREDIENTS / GROCERIES	HAVE	NEED
MONDAY			
		○	○
		○	○
		○	○
TUESDAY			
		○	○
		○	○
		○	○
WEDNESDAY			
		○	○
		○	○
		○	○
THURSDAY			
		○	○
		○	○
		○	○
FRIDAY			
		○	○
		○	○
		○	○
SATURDAY			
		○	○
		○	○
		○	○
SUNDAY			
		○	○
		○	○
		○	○

MEAL PLANS

MEAL PLAN	INGREDIENTS / GROCERIES	HAVE	NEED
MONDAY			
		○	○
		○	○
		○	○
		○	○
TUESDAY			
		○	○
		○	○
		○	○
		○	○
WEDNESDAY			
		○	○
		○	○
		○	○
		○	○
THURSDAY			
		○	○
		○	○
		○	○
		○	○
FRIDAY			
		○	○
		○	○
		○	○
		○	○
SATURDAY			
		○	○
		○	○
		○	○
		○	○
SUNDAY			
		○	○
		○	○
		○	○
		○	○

MEAL PLAN		INGREDIENTS / GROCERIES	HAVE	NEED
MONDAY			○	○
			○	○
			○	○
			○	○
TUESDAY			○	○
			○	○
			○	○
			○	○
WEDNESDAY			○	○
			○	○
			○	○
			○	○
THURSDAY			○	○
			○	○
			○	○
			○	○
FRIDAY			○	○
			○	○
			○	○
			○	○
SATURDAY			○	○
			○	○
			○	○
			○	○
SUNDAY			○	○
			○	○
			○	○
			○	○

MEAL PLANS

MEAL PLAN	INGREDIENTS / GROCERIES	HAVE	NEED
MONDAY			
		○	○
		○	○
		○	○
TUESDAY			
		○	○
		○	○
		○	○
WEDNESDAY			
		○	○
		○	○
		○	○
THURSDAY			
		○	○
		○	○
		○	○
FRIDAY			
		○	○
		○	○
		○	○
SATURDAY			
		○	○
		○	○
		○	○
SUNDAY			
		○	○
		○	○
MONDAY		○	○

MEAL PLAN	INGREDIENTS / GROCERIES	HAVE	NEED
MONDAY			
		○	○
		○	○
		○	○
TUESDAY			
		○	○
		○	○
		○	○
WEDNESDAY			
		○	○
		○	○
		○	○
THURSDAY			
		○	○
		○	○
		○	○
FRIDAY			
		○	○
		○	○
		○	○
SATURDAY			
		○	○
		○	○
		○	○
SUNDAY			
		○	○
		○	○
		○	○

MEAL PLANS

MEAL PLAN	INGREDIENTS / GROCERIES	HAVE	NEED
MONDAY		○	○
		○	○
		○	○
		○	○
TUESDAY		○	○
		○	○
		○	○
		○	○
WEDNESDAY		○	○
		○	○
		○	○
		○	○
THURSDAY		○	○
		○	○
		○	○
		○	○
FRIDAY		○	○
		○	○
		○	○
		○	○
SATURDAY		○	○
		○	○
		○	○
		○	○
SUNDAY		○	○
		○	○
		○	○
		○	○

MEAL PLAN	INGREDIENTS / GROCERIES	HAVE	NEED
MONDAY			
		○	○
		○	○
		○	○
TUESDAY			
		○	○
		○	○
		○	○
WEDNESDAY			
		○	○
		○	○
		○	○
THURSDAY			
		○	○
		○	○
		○	○
FRIDAY			
		○	○
		○	○
		○	○
SATURDAY			
		○	○
		○	○
		○	○
SUNDAY			
		○	○
		○	○
		○	○

MEAL PLANS

MEAL PLAN	INGREDIENTS / GROCERIES	HAVE	NEED
MONDAY		○	○
		○	○
		○	○
		○	○
TUESDAY		○	○
		○	○
		○	○
		○	○
WEDNESDAY		○	○
		○	○
		○	○
		○	○
THURSDAY		○	○
		○	○
		○	○
		○	○
FRIDAY		○	○
		○	○
		○	○
		○	○
SATURDAY		○	○
		○	○
		○	○
		○	○
SUNDAY		○	○
		○	○
		○	○
		○	○

MEAL PLAN	INGREDIENTS / GROCERIES	HAVE	NEED
MONDAY			
		○	○
		○	○
		○	○
TUESDAY			
		○	○
		○	○
		○	○
WEDNESDAY			
		○	○
		○	○
		○	○
THURSDAY			
		○	○
		○	○
		○	○
FRIDAY			
		○	○
		○	○
		○	○
SATURDAY			
		○	○
		○	○
		○	○
SUNDAY			
		○	○
		○	○
		○	○

MEAL PLANS

MEAL PLAN		INGREDIENTS / GROCERIES	HAVE	NEED
MONDAY			○	○
			○	○
			○	○
			○	○
TUESDAY			○	○
			○	○
			○	○
			○	○
WEDNESDAY			○	○
			○	○
			○	○
			○	○
THURSDAY			○	○
			○	○
			○	○
			○	○
FRIDAY			○	○
			○	○
			○	○
			○	○
SATURDAY			○	○
			○	○
			○	○
			○	○
SUNDAY			○	○
			○	○
			○	○
MONDAY			○	○

MEAL PLAN	INGREDIENTS / GROCERIES	HAVE	NEED
MONDAY			
		○	○
		○	○
		○	○
TUESDAY		○	○
		○	○
		○	○
		○	○
WEDNESDAY		○	○
		○	○
		○	○
		○	○
THURSDAY		○	○
		○	○
		○	○
		○	○
FRIDAY		○	○
		○	○
		○	○
		○	○
SATURDAY		○	○
		○	○
		○	○
		○	○
SUNDAY		○	○
		○	○
		○	○
		○	○

MEAL PLANS

MEAL PLAN	INGREDIENTS / GROCERIES	HAVE	NEED
MONDAY		○	○
		○	○
		○	○
		○	○
TUESDAY		○	○
		○	○
		○	○
		○	○
WEDNESDAY		○	○
		○	○
		○	○
		○	○
THURSDAY		○	○
		○	○
		○	○
		○	○
FRIDAY		○	○
		○	○
		○	○
		○	○
SATURDAY		○	○
		○	○
		○	○
		○	○
SUNDAY		○	○
		○	○
		○	○
		○	○

MEAL PLAN	INGREDIENTS / GROCERIES	HAVE	NEED
MONDAY			
		○	○
		○	○
		○	○
TUESDAY			
		○	○
		○	○
		○	○
WEDNESDAY			
		○	○
		○	○
		○	○
THURSDAY			
		○	○
		○	○
		○	○
FRIDAY			
		○	○
		○	○
		○	○
SATURDAY			
		○	○
		○	○
		○	○
SUNDAY			
		○	○
		○	○
		○	○

MEAL PLANS

MEAL PLAN	INGREDIENTS / GROCERIES	HAVE	NEED
MONDAY			
		○	○
		○	○
		○	○
TUESDAY			
		○	○
		○	○
		○	○
		○	○
WEDNESDAY			
		○	○
		○	○
		○	○
THURSDAY			
		○	○
		○	○
		○	○
FRIDAY			
		○	○
		○	○
		○	○
SATURDAY			
		○	○
		○	○
		○	○
SUNDAY			
		○	○
		○	○
		○	○

MEAL PLAN		INGREDIENTS / GROCERIES	HAVE	NEED
MONDAY			○	○
			○	○
			○	○
			○	○
TUESDAY			○	○
			○	○
			○	○
			○	○
WEDNESDAY			○	○
			○	○
			○	○
			○	○
THURSDAY			○	○
			○	○
			○	○
			○	○
FRIDAY			○	○
			○	○
			○	○
			○	○
SATURDAY			○	○
			○	○
			○	○
			○	○
SUNDAY			○	○
			○	○
			○	○
			○	○

MEAL PLANS

MEAL PLAN	INGREDIENTS / GROCERIES	HAVE	NEED
MONDAY		○	○
		○	○
		○	○
		○	○
TUESDAY		○	○
		○	○
		○	○
		○	○
WEDNESDAY		○	○
		○	○
		○	○
		○	○
THURSDAY		○	○
		○	○
		○	○
		○	○
FRIDAY		○	○
		○	○
		○	○
		○	○
SATURDAY		○	○
		○	○
		○	○
		○	○
SUNDAY		○	○
		○	○
		○	○
		○	○

MEAL PLAN	INGREDIENTS / GROCERIES	HAVE	NEED
MONDAY			
		○	○
		○	○
		○	○
TUESDAY			
		○	○
		○	○
		○	○
WEDNESDAY			
		○	○
		○	○
		○	○
THURSDAY			
		○	○
		○	○
		○	○
FRIDAY			
		○	○
		○	○
		○	○
SATURDAY			
		○	○
		○	○
		○	○
SUNDAY			
		○	○
		○	○
		○	○

MEAL PLANS

MEAL PLAN	INGREDIENTS / GROCERIES	HAVE	NEED
MONDAY		○	○
		○	○
		○	○
		○	○
TUESDAY		○	○
		○	○
		○	○
		○	○
WEDNESDAY		○	○
		○	○
		○	○
		○	○
THURSDAY		○	○
		○	○
		○	○
		○	○
FRIDAY		○	○
		○	○
		○	○
		○	○
SATURDAY		○	○
		○	○
		○	○
		○	○
SUNDAY		○	○
		○	○
		○	○
		○	○

TEST RESULTS

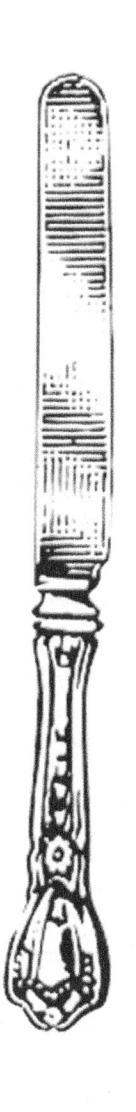

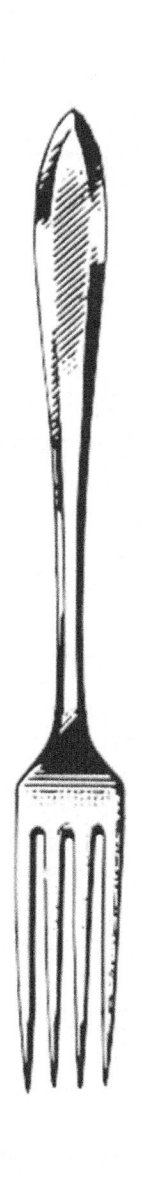

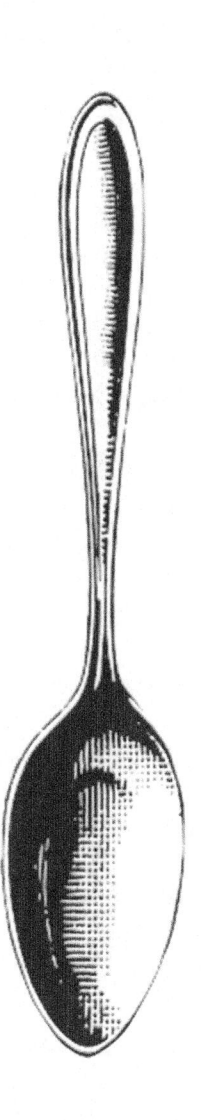

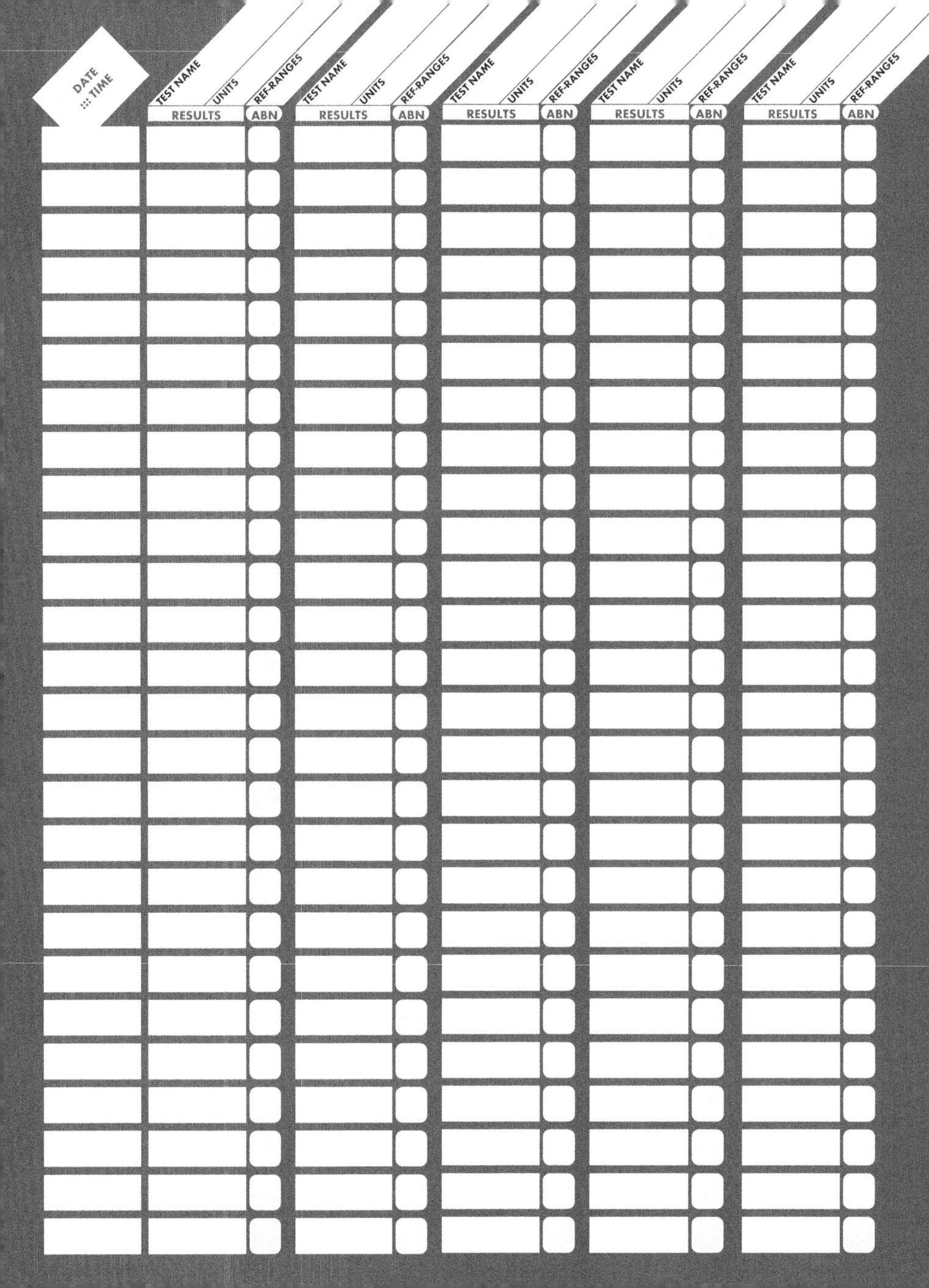

DATE ::: TIME	TEST NAME UNITS RESULTS	REF-RANGES ABN	TEST NAME UNITS RESULTS	REF-RANGES ABN	TEST NAME UNITS RESULTS	REF-RANGES ABN	TEST NAME UNITS RESULTS	REF-RANGES ABN	TEST NAME UNITS RESULTS	REF-RANGES ABN

MEDICAL TEST RESULTS ::: BIOCHEMISTRY

DATE :: TIME	TEST NAME / UNITS / RESULTS	REF-RANGES / ABN	TEST NAME / UNITS / RESULTS	REF-RANGES / ABN	TEST NAME / UNITS / RESULTS	REF-RANGES / ABN	TEST NAME / UNITS / RESULTS	REF-RANGES / ABN	TEST NAME / UNITS / RESULTS	REF-RANGES / ABN

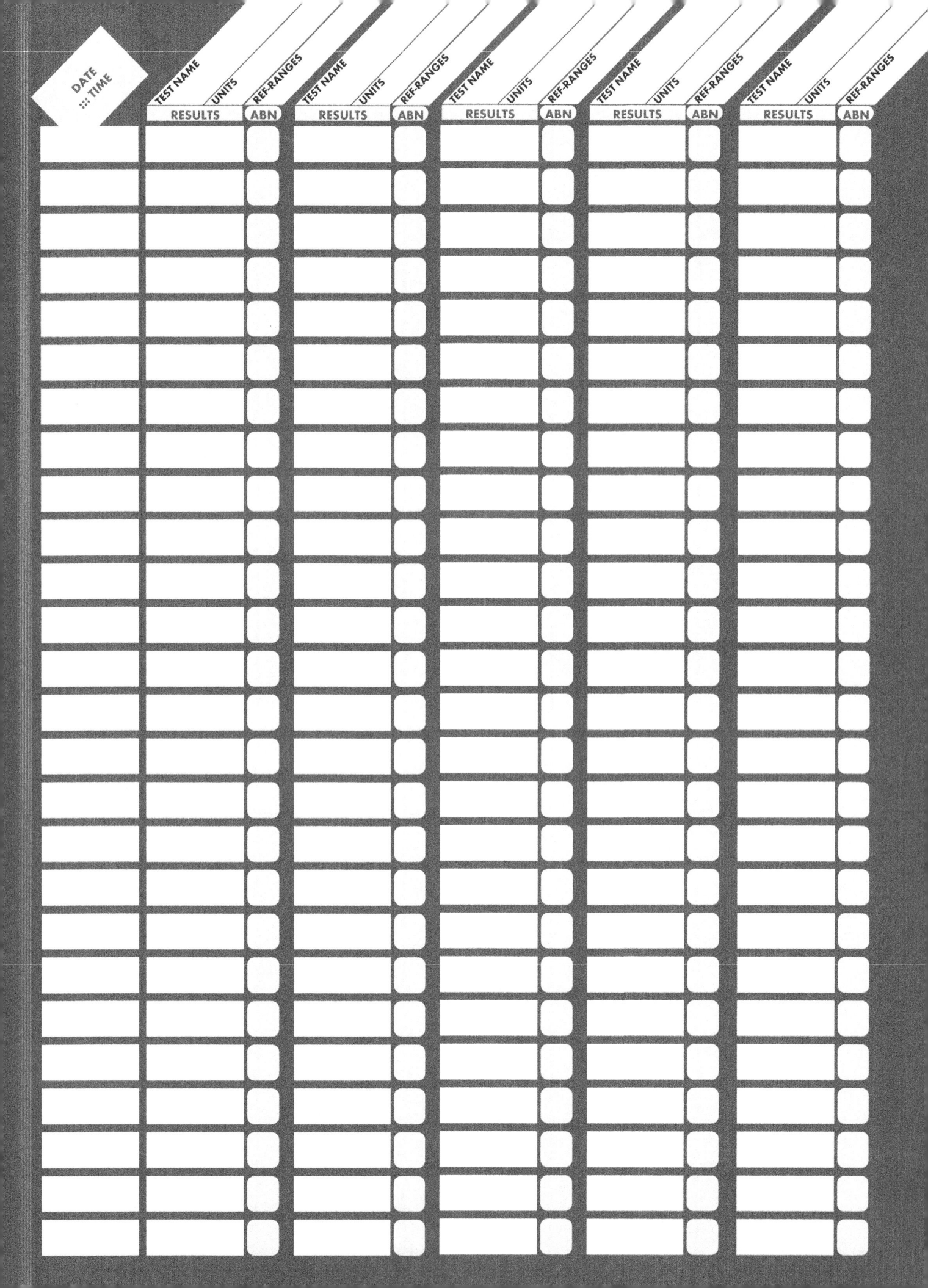

DATE ::: TIME	TEST NAME	UNITS	RESULTS	REF-RANGES	ABN	TEST NAME	UNITS	RESULTS	REF-RANGES	ABN	TEST NAME	UNITS	RESULTS	REF-RANGES	ABN	TEST NAME	UNITS	RESULTS	REF-RANGES	ABN	TEST NAME	UNITS	RESULTS	REF-RANGES	ABN

MEDICAL TEST RESULTS ::: BIOCHEMISTRY

DATE :: TIME	TEST NAME / UNITS / RESULTS	REF-RANGES / ABN	TEST NAME / UNITS / RESULTS	REF-RANGES / ABN	TEST NAME / UNITS / RESULTS	REF-RANGES / ABN	TEST NAME / UNITS / RESULTS	REF-RANGES / ABN	TEST NAME / UNITS / RESULTS	REF-RANGES / ABN

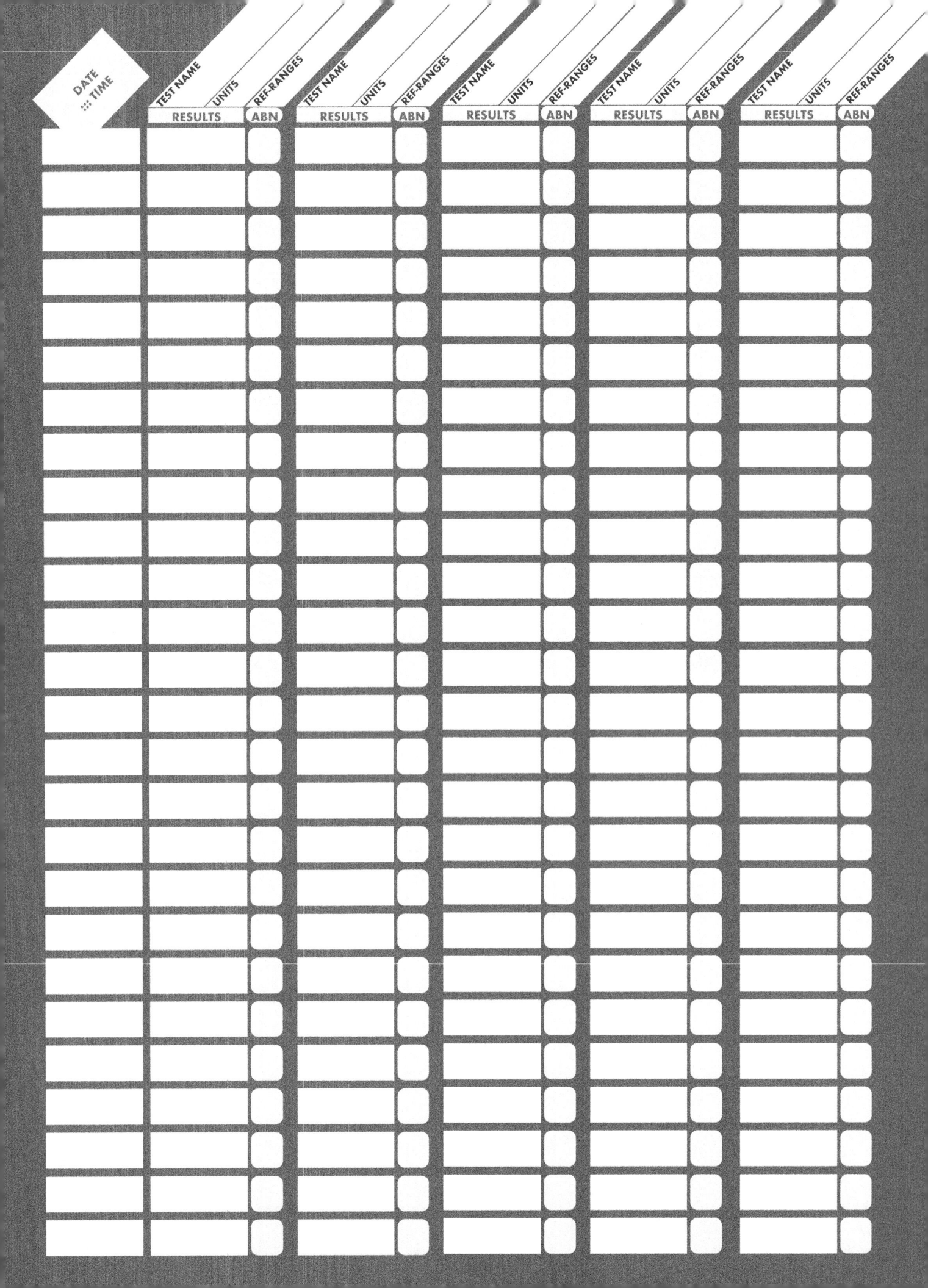

DATE ::: TIME	TEST NAME / UNITS RESULTS	REF-RANGES ABN	TEST NAME / UNITS RESULTS	REF-RANGES ABN	TEST NAME / UNITS RESULTS	REF-RANGES ABN	TEST NAME / UNITS RESULTS	REF-RANGES ABN	TEST NAME / UNITS RESULTS	REF-RANGES ABN

MEDICAL TEST RESULTS ::: BIOCHEMISTRY

DATE :: TIME	TEST NAME / UNITS	RESULTS	REF-RANGES / ABN	TEST NAME / UNITS	RESULTS	REF-RANGES / ABN	TEST NAME / UNITS	RESULTS	REF-RANGES / ABN	TEST NAME / UNITS	RESULTS	REF-RANGES / ABN	TEST NAME / UNITS	RESULTS	REF-RANGES / ABN

DATE ::: TIME	TEST NAME / UNITS / RESULTS	REF-RANGES / ABN	TEST NAME / UNITS / RESULTS	REF-RANGES / ABN	TEST NAME / UNITS / RESULTS	REF-RANGES / ABN	TEST NAME / UNITS / RESULTS	REF-RANGES / ABN	TEST NAME / UNITS / RESULTS	REF-RANGES / ABN

MEDICAL TEST RESULTS ::: BIOCHEMISTRY

DATE :: TIME	TEST NAME / UNITS / RESULTS	REF-RANGES / ABN	TEST NAME / UNITS / RESULTS	REF-RANGES / ABN	TEST NAME / UNITS / RESULTS	REF-RANGES / ABN	TEST NAME / UNITS / RESULTS	REF-RANGES / ABN	TEST NAME / UNITS / RESULTS	REF-RANGES / ABN

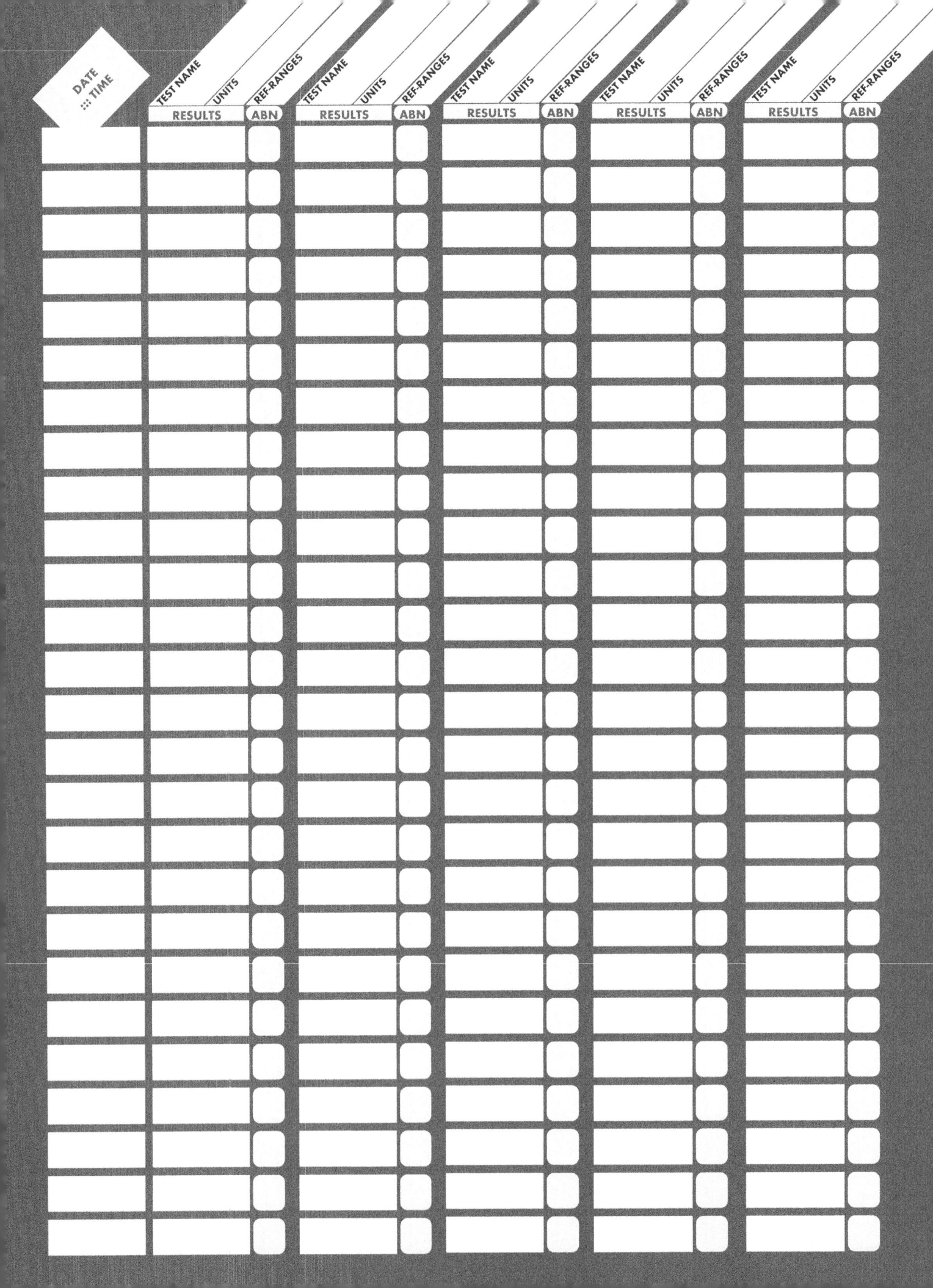

DATE ::: TIME	TEST NAME / RESULTS	UNITS / REF-RANGES / ABN	TEST NAME / RESULTS	UNITS / REF-RANGES / ABN	TEST NAME / RESULTS	UNITS / REF-RANGES / ABN	TEST NAME / RESULTS	UNITS / REF-RANGES / ABN	TEST NAME / RESULTS	UNITS / REF-RANGES / ABN

MEDICAL TEST RESULTS ::: BIOCHEMISTRY

DATE :: TIME	TEST NAME / UNITS / RESULTS	REF-RANGES / ABN	TEST NAME / UNITS / RESULTS	REF-RANGES / ABN	TEST NAME / UNITS / RESULTS	REF-RANGES / ABN	TEST NAME / UNITS / RESULTS	REF-RANGES / ABN	TEST NAME / UNITS / RESULTS	REF-RANGES / ABN

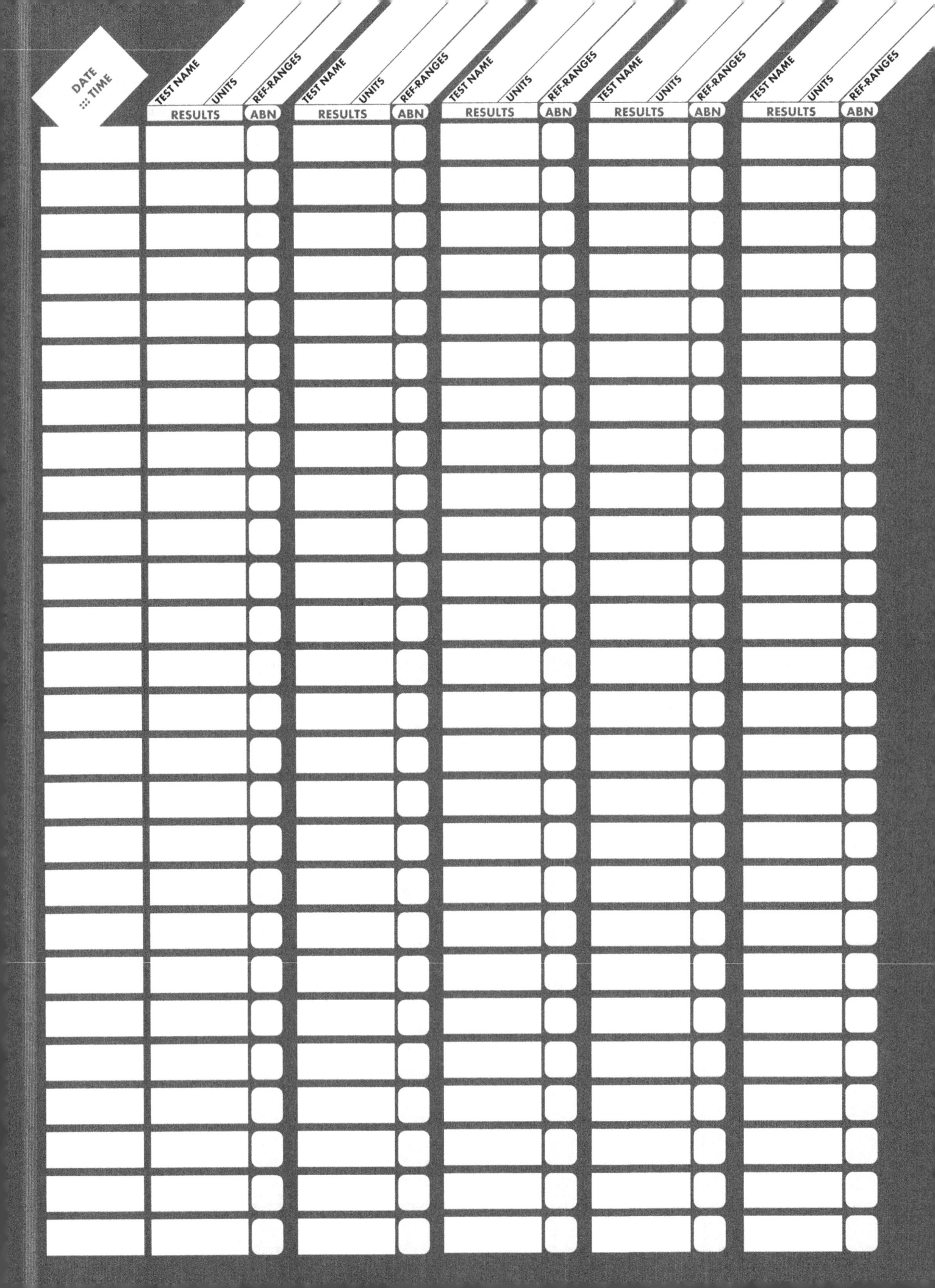

DATE ::: TIME	TEST NAME / UNITS		TEST NAME / UNITS		TEST NAME / UNITS		TEST NAME / UNITS		TEST NAME / UNITS	
	RESULTS	REF-RANGES / ABN	RESULTS	REF-RANGES / ABN	RESULTS	REF-RANGES / ABN	RESULTS	REF-RANGES / ABN	RESULTS	REF-RANGES / ABN

DATE :: TIME	TEST NAME	UNITS	REF-RANGES		TEST NAME	UNITS	REF-RANGES		TEST NAME	UNITS	REF-RANGES		TEST NAME	UNITS	REF-RANGES		TEST NAME	UNITS	REF-RANGES		TEST NAME	UNITS	REF-RANGES	
	RESULTS		ABN		RESULTS		ABN		RESULTS		ABN		RESULTS		ABN		RESULTS		ABN		RESULTS		ABN	

MEDICAL TEST RESULTS ::: BIOCHEMISTRY

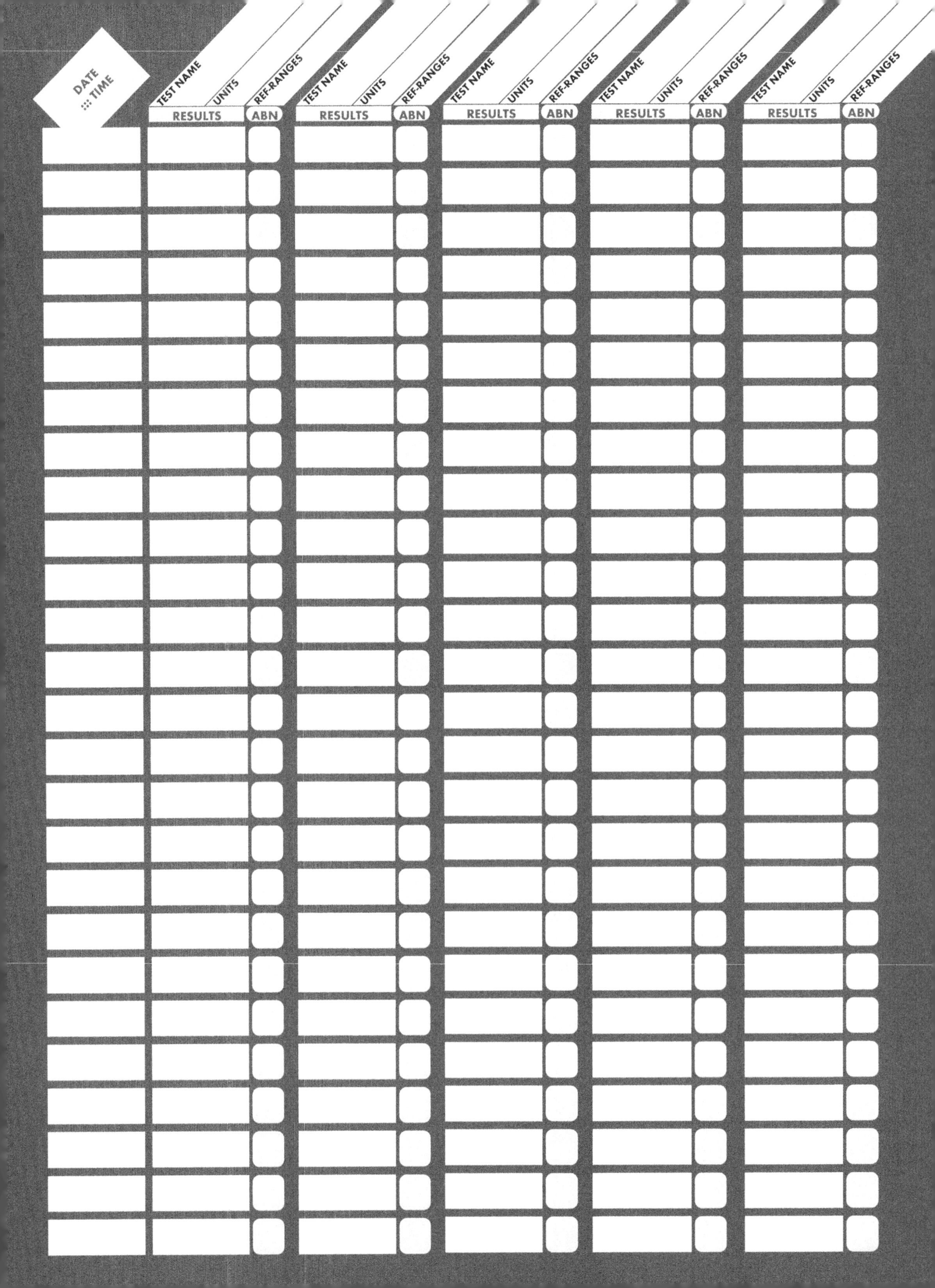

DATE ::: TIME	TEST NAME / RESULTS	UNITS	REF-RANGES / ABN	TEST NAME / RESULTS	UNITS	REF-RANGES / ABN	TEST NAME / RESULTS	UNITS	REF-RANGES / ABN	TEST NAME / RESULTS	UNITS	REF-RANGES / ABN	TEST NAME / RESULTS	UNITS	REF-RANGES / ABN
			☐			☐			☐			☐			☐
			☐			☐			☐			☐			☐
			☐			☐			☐			☐			☐
			☐			☐			☐			☐			☐
			☐			☐			☐			☐			☐
			☐			☐			☐			☐			☐
			☐			☐			☐			☐			☐
			☐			☐			☐			☐			☐
			☐			☐			☐			☐			☐
			☐			☐			☐			☐			☐
			☐			☐			☐			☐			☐
			☐			☐			☐			☐			☐
			☐			☐			☐			☐			☐
			☐			☐			☐			☐			☐
			☐			☐			☐			☐			☐
			☐			☐			☐			☐			☐
			☐			☐			☐			☐			☐
			☐			☐			☐			☐			☐
			☐			☐			☐			☐			☐
			☐			☐			☐			☐			☐
			☐			☐			☐			☐			☐
			☐			☐			☐			☐			☐
			☐			☐			☐			☐			☐
			☐			☐			☐			☐			☐
			☐			☐			☐			☐			☐
			☐			☐			☐			☐			☐

MEDICAL TEST RESULTS ::: BIOCHEMISTRY

DATE :: TIME	TEST NAME / RESULTS	UNITS / REF-RANGES	ABN	TEST NAME / RESULTS	UNITS / REF-RANGES	ABN	TEST NAME / RESULTS	UNITS / REF-RANGES	ABN	TEST NAME / RESULTS	UNITS / REF-RANGES	ABN	TEST NAME / RESULTS	UNITS / REF-RANGES	ABN

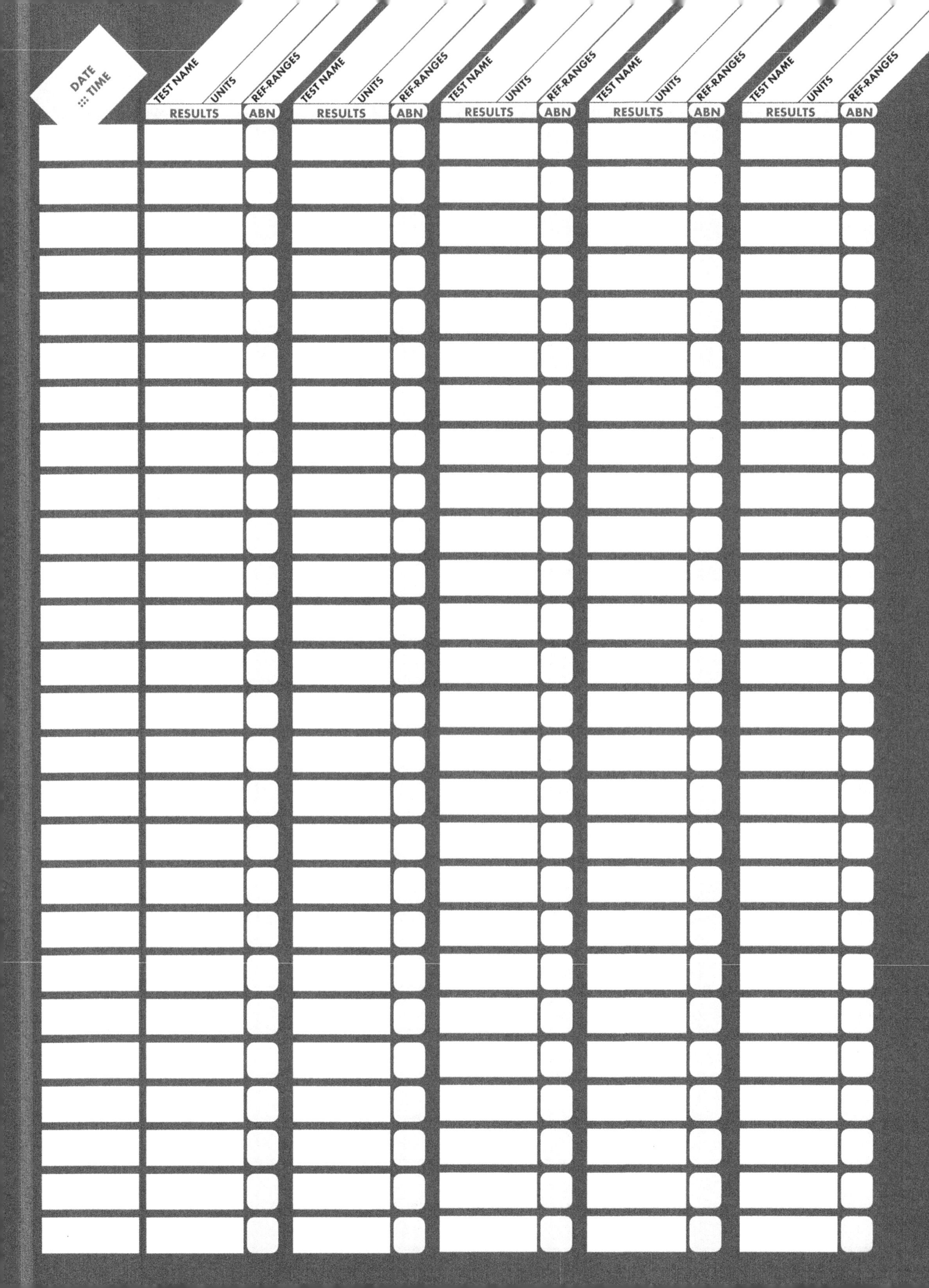

DATE ::: TIME	TEST NAME / UNITS / RESULTS	REF-RANGES / ABN	TEST NAME / UNITS / RESULTS	REF-RANGES / ABN	TEST NAME / UNITS / RESULTS	REF-RANGES / ABN	TEST NAME / UNITS / RESULTS	REF-RANGES / ABN	TEST NAME / UNITS / RESULTS	REF-RANGES / ABN

MEDICAL TEST RESULTS ::: BIOCHEMISTRY

DATE :: TIME	TEST NAME / UNITS / RESULTS	REF-RANGES / ABN	TEST NAME / UNITS / RESULTS	REF-RANGES / ABN	TEST NAME / UNITS / RESULTS	REF-RANGES / ABN	TEST NAME / UNITS / RESULTS	REF-RANGES / ABN	TEST NAME / UNITS / RESULTS	REF-RANGES / ABN

DATE ::: TIME	TEST NAME / UNITS RESULTS	REF-RANGES ABN	TEST NAME / UNITS RESULTS	REF-RANGES ABN	TEST NAME / UNITS RESULTS	REF-RANGES ABN	TEST NAME / UNITS RESULTS	REF-RANGES ABN	TEST NAME / UNITS RESULTS	REF-RANGES ABN

MEDICAL TEST RESULTS ::: BIOCHEMISTRY

DATE :: TIME	TEST NAME / UNITS		TEST NAME / UNITS		TEST NAME / UNITS		TEST NAME / UNITS		TEST NAME / UNITS	
	RESULTS	REF-RANGES / ABN	RESULTS	REF-RANGES / ABN	RESULTS	REF-RANGES / ABN	RESULTS	REF-RANGES / ABN	RESULTS	REF-RANGES / ABN

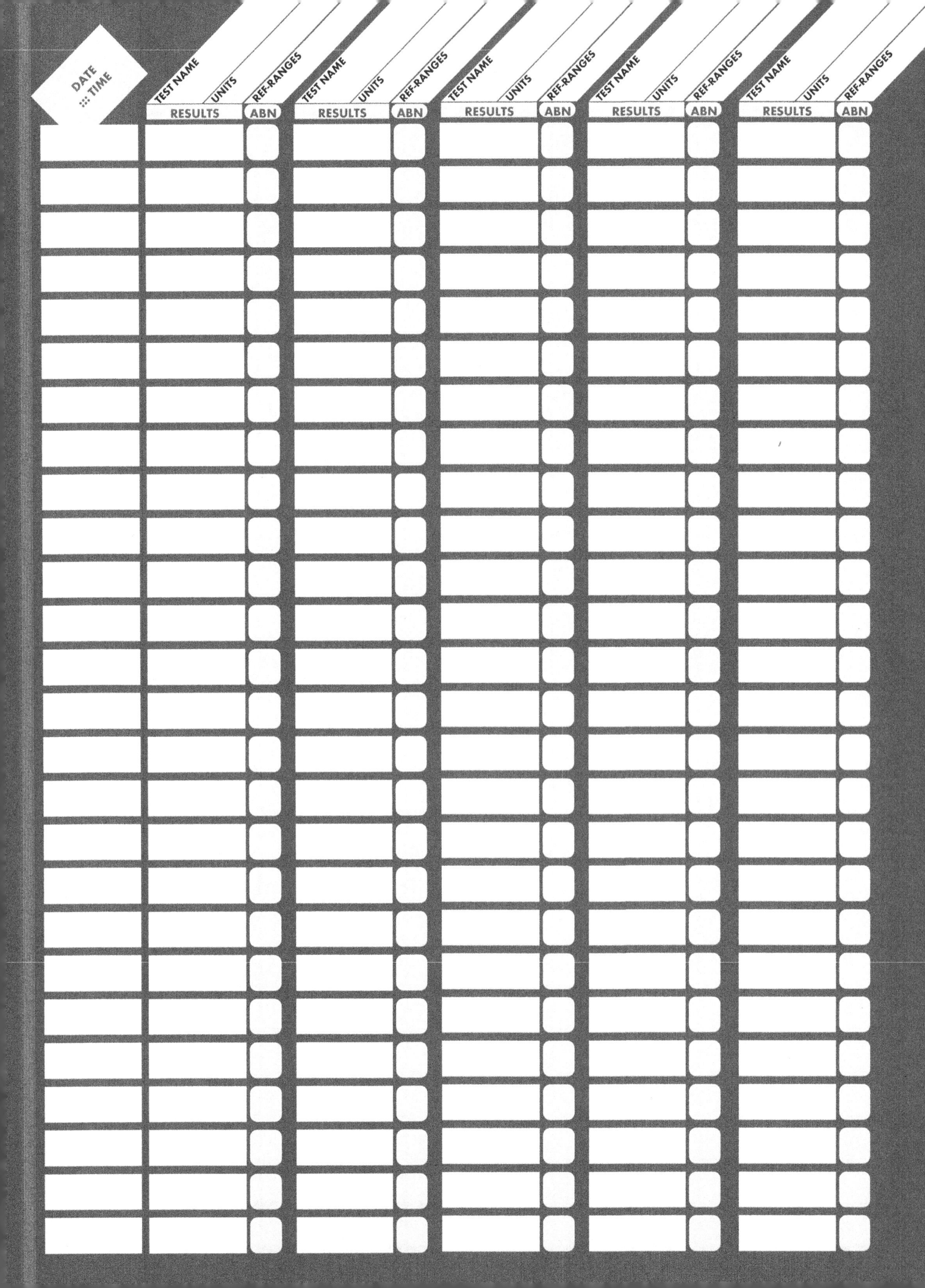

DATE ::: TIME	TEST NAME / UNITS RESULTS	REF-RANGES ABN	TEST NAME / UNITS RESULTS	REF-RANGES ABN	TEST NAME / UNITS RESULTS	REF-RANGES ABN	TEST NAME / UNITS RESULTS	REF-RANGES ABN	TEST NAME / UNITS RESULTS	REF-RANGES ABN

2020

REFERENCE CALENDARS

January 20						
M	T	W	T	F	S	S
		1	2	3	4	5
6	7	8	9	10	11	12
13	14	15	16	17	18	19
20	21	22	23	24	25	26
27	28	29	30	31		

February 20						
M	T	W	T	F	S	S
					1	2
3	4	5	6	7	8	9
10	11	12	13	14	15	16
17	18	19	20	21	22	23
24	25	26	27	28	29	

March 20						
M	T	W	T	F	S	S
						1
2	3	4	5	6	7	8
9	10	11	12	13	14	15
16	17	18	19	20	21	22
23	24	25	26	27	28	29
30	31					

April 20						
M	T	W	T	F	S	S
		1	2	3	4	5
6	7	8	9	10	11	12
13	14	15	16	17	18	19
20	21	22	23	24	25	26
27	28	29	30			

May 20						
M	T	W	T	F	S	S
				1	2	3
4	5	6	7	8	9	10
11	12	13	14	15	16	17
18	19	20	21	22	23	24
25	26	27	28	29	30	31

June 20						
M	T	W	T	F	S	S
1	2	3	4	5	6	7
8	9	10	11	12	13	14
15	16	17	18	19	20	21
22	23	24	25	26	27	28
29	30					

July 20						
M	T	W	T	F	S	S
		1	2	3	4	5
6	7	8	9	10	11	12
13	14	15	16	17	18	19
20	21	22	23	24	25	26
27	28	29	30	31		

August 20						
M	T	W	T	F	S	S
					1	2
3	4	5	6	7	8	9
10	11	12	13	14	15	16
17	18	19	20	21	22	23
24	25	26	27	28	29	30
31						

September 20						
M	T	W	T	F	S	S
	1	2	3	4	5	6
7	8	9	10	11	12	13
14	15	16	17	18	19	20
21	22	23	24	25	26	27
28	29	30				

October 20						
M	T	W	T	F	S	S
			1	2	3	4
5	6	7	8	9	10	11
12	13	14	15	16	17	18
19	20	21	22	23	24	25
26	27	28	29	30	31	

November 20						
M	T	W	T	F	S	S
						1
2	3	4	5	6	7	8
9	10	11	12	13	14	15
16	17	18	19	20	21	22
23	24	25	26	27	28	29
30						

December 20						
M	T	W	T	F	S	S
	1	2	3	4	5	6
7	8	9	10	11	12	13
14	15	16	17	18	19	20
21	22	23	24	25	26	27
28	29	30	31			

2021

January 21
M	T	W	T	F	S	S
				1	2	3
4	5	6	7	8	9	10
11	12	13	14	15	16	17
18	19	20	21	22	23	24
25	26	27	28	29	30	31

February 21
M	T	W	T	F	S	S
1	2	3	4	5	6	7
8	9	10	11	12	13	14
15	16	17	18	19	20	21
22	23	24	25	26	27	28

March 21
M	T	W	T	F	S	S
1	2	3	4	5	6	7
8	9	10	11	12	13	14
15	16	17	18	19	20	21
22	23	24	25	26	27	28
29	30	31				

April 21
M	T	W	T	F	S	S
			1	2	3	4
5	6	7	8	9	10	11
12	13	14	15	16	17	18
19	20	21	22	23	24	25
26	27	28	29	30		

May 21
M	T	W	T	F	S	S
					1	2
3	4	5	6	7	8	9
10	11	12	13	14	15	16
17	18	19	20	21	22	23
24	25	26	27	28	29	30
31						

June 21
M	T	W	T	F	S	S
	1	2	3	4	5	6
7	8	9	10	11	12	13
14	15	16	17	18	19	20
21	22	23	24	25	26	27
28	29	30				

July 21
M	T	W	T	F	S	S
			1	2	3	4
5	6	7	8	9	10	11
12	13	14	15	16	17	18
19	20	21	22	23	24	25
26	27	28	29	30	31	

August 21
M	T	W	T	F	S	S
						1
2	3	4	5	6	7	8
9	10	11	12	13	14	15
16	17	18	19	20	21	22
23	24	25	26	27	28	29
30	31					

September 21
M	T	W	T	F	S	S
		1	2	3	4	5
6	7	8	9	10	11	12
13	14	15	16	17	18	19
20	21	22	23	24	25	26
27	28	29	30			

October 21
M	T	W	T	F	S	S
				1	2	3
4	5	6	7	8	9	10
11	12	13	14	15	16	17
18	19	20	21	22	23	24
25	26	27	28	29	30	31

November 21
M	T	W	T	F	S	S
1	2	3	4	5	6	7
8	9	10	11	12	13	14
15	16	17	18	19	20	21
22	23	24	25	26	27	28
29	30					

December 21
M	T	W	T	F	S	S
		1	2	3	4	5
6	7	8	9	10	11	12
13	14	15	16	17	18	19
20	21	22	23	24	25	26
27	28	29	30	31		

2022

REFERENCE CALENDARS

January 22
M	T	W	T	F	S	S
					1	2
3	4	5	6	7	8	9
10	11	12	13	14	15	16
17	18	19	20	21	22	23
24	25	26	27	28	29	30
31						

February 22
M	T	W	T	F	S	S
	1	2	3	4	5	6
7	8	9	10	11	12	13
14	15	16	17	18	19	20
21	22	23	24	25	26	27
28						

March 22
M	T	W	T	F	S	S
	1	2	3	4	5	6
7	8	9	10	11	12	13
14	15	16	17	18	19	20
21	22	23	24	25	26	27
28	29	30	31			

April 22
M	T	W	T	F	S	S
				1	2	3
4	5	6	7	8	9	10
11	12	13	14	15	16	17
18	19	20	21	22	23	24
25	26	27	28	29	30	

May 22
M	T	W	T	F	S	S
						1
2	3	4	5	6	7	8
9	10	11	12	13	14	15
16	17	18	19	20	21	22
23	24	25	26	27	28	29
30	31					

June 22
M	T	W	T	F	S	S
		1	2	3	4	5
6	7	8	9	10	11	12
13	14	15	16	17	18	19
20	21	22	23	24	25	26
27	28	29	30			

July 22
M	T	W	T	F	S	S
				1	2	3
4	5	6	7	8	9	10
11	12	13	14	15	16	17
18	19	20	21	22	23	24
25	26	27	28	29	30	31

August 22
M	T	W	T	F	S	S
1	2	3	4	5	6	7
8	9	10	11	12	13	14
15	16	17	18	19	20	21
22	23	24	25	26	27	28
29	30	31				

September 22
M	T	W	T	F	S	S
			1	2	3	4
5	6	7	8	9	10	11
12	13	14	15	16	17	18
19	20	21	22	23	24	25
26	27	28	29	30		

October 22
M	T	W	T	F	S	S
					1	2
3	4	5	6	7	8	9
10	11	12	13	14	15	16
17	18	19	20	21	22	23
24	25	26	27	28	29	30
31						

November 22
M	T	W	T	F	S	S
	1	2	3	4	5	6
7	8	9	10	11	12	13
14	15	16	17	18	19	20
21	22	23	24	25	26	27
28	29	30				

December 22
M	T	W	T	F	S	S
			1	2	3	4
5	6	7	8	9	10	11
12	13	14	15	16	17	18
19	20	21	22	23	24	25
26	27	28	29	30	31	

2023

January 23
M	T	W	T	F	S	S
						1
2	3	4	5	6	7	8
9	10	11	12	13	14	15
16	17	18	19	20	21	22
23	24	25	26	27	28	29
30	31					

February 23
M	T	W	T	F	S	S
		1	2	3	4	5
6	7	8	9	10	11	12
13	14	15	16	17	18	19
20	21	22	23	24	25	26
27	28					

March 23
M	T	W	T	F	S	S
		1	2	3	4	5
6	7	8	9	10	11	12
13	14	15	16	17	18	19
20	21	22	23	24	25	26
27	28	29	30	31		

April 23
M	T	W	T	F	S	S
					1	2
3	4	5	6	7	8	9
10	11	12	13	14	15	16
17	18	19	20	21	22	23
24	25	26	27	28	29	30

May 23
M	T	W	T	F	S	S
1	2	3	4	5	6	7
8	9	10	11	12	13	14
15	16	17	18	19	20	21
22	23	24	25	26	27	28
29	30	31				

June 23
M	T	W	T	F	S	S
			1	2	3	4
5	6	7	8	9	10	11
12	13	14	15	16	17	18
19	20	21	22	23	24	25
26	27	28	29	30		

July 23
M	T	W	T	F	S	S
					1	2
3	4	5	6	7	8	9
10	11	12	13	14	15	16
17	18	19	20	21	22	23
24	25	26	27	28	29	30
31						

August 23
M	T	W	T	F	S	S
	1	2	3	4	5	6
7	8	9	10	11	12	13
14	15	16	17	18	19	20
21	22	23	24	25	26	27
28	29	30	31			

September 23
M	T	W	T	F	S	S
				1	2	3
4	5	6	7	8	9	10
11	12	13	14	15	16	17
18	19	20	21	22	23	24
25	26	27	28	29	30	

October 23
M	T	W	T	F	S	S
						1
2	3	4	5	6	7	8
9	10	11	12	13	14	15
16	17	18	19	20	21	22
23	24	25	26	27	28	29
30	31					

November 23
M	T	W	T	F	S	S
		1	2	3	4	5
6	7	8	9	10	11	12
13	14	15	16	17	18	19
20	21	22	23	24	25	26
27	28	29	30			

December 23
M	T	W	T	F	S	S
				1	2	3
4	5	6	7	8	9	10
11	12	13	14	15	16	17
18	19	20	21	22	23	24
25	26	27	28	29	30	31

2024

REFERENCE CALENDARS

January 24						
M	T	W	T	F	S	S
1	2	3	4	5	6	7
8	9	10	11	12	13	14
15	16	17	18	19	20	21
22	23	24	25	26	27	28
29	30	31				

February 24						
M	T	W	T	F	S	S
			1	2	3	4
5	6	7	8	9	10	11
12	13	14	15	16	17	18
19	20	21	22	23	24	25
26	27	28	29			

March 24						
M	T	W	T	F	S	S
				1	2	3
4	5	6	7	8	9	10
11	12	13	14	15	16	17
18	19	20	21	22	23	24
25	26	27	28	29	30	31

April 24						
M	T	W	T	F	S	S
1	2	3	4	5	6	7
8	9	10	11	12	13	14
15	16	17	18	19	20	21
22	23	24	25	26	27	28
29	30					

May 24						
M	T	W	T	F	S	S
		1	2	3	4	5
6	7	8	9	10	11	12
13	14	15	16	17	18	19
20	21	22	23	24	25	26
27	28	29	30	31		

June 24						
M	T	W	T	F	S	S
					1	2
3	4	5	6	7	8	9
10	11	12	13	14	15	16
17	18	19	20	21	22	23
24	25	26	27	28	29	30

July 24						
M	T	W	T	F	S	S
1	2	3	4	5	6	7
8	9	10	11	12	13	14
15	16	17	18	19	20	21
22	23	24	25	26	27	28
29	30	31				

August 24						
M	T	W	T	F	S	S
			1	2	3	4
5	6	7	8	9	10	11
12	13	14	15	16	17	18
19	20	21	22	23	24	25
26	27	28	29	30	31	

September 24						
M	T	W	T	F	S	S
						1
2	3	4	5	6	7	8
9	10	11	12	13	14	15
16	17	18	19	20	21	22
23	24	25	26	27	28	29
30						

October 24						
M	T	W	T	F	S	S
	1	2	3	4	5	6
7	8	9	10	11	12	13
14	15	16	17	18	19	20
21	22	23	24	25	26	27
28	29	30	31			

November 24						
M	T	W	T	F	S	S
				1	2	3
4	5	6	7	8	9	10
11	12	13	14	15	16	17
18	19	20	21	22	23	24
25	26	27	28	29	30	

December 24						
M	T	W	T	F	S	S
						1
2	3	4	5	6	7	8
9	10	11	12	13	14	15
16	17	18	19	20	21	22
23	24	25	26	27	28	29
30	31					

2025

January 25
M	T	W	T	F	S	S
		1	2	3	4	5
6	7	8	9	10	11	12
13	14	15	16	17	18	19
20	21	22	23	24	25	26
27	28	29	30	31		

February 25
M	T	W	T	F	S	S
					1	2
3	4	5	6	7	8	9
10	11	12	13	14	15	16
17	18	19	20	21	22	23
24	25	26	27	28		

March 25
M	T	W	T	F	S	S
					1	2
3	4	5	6	7	8	9
10	11	12	13	14	15	16
17	18	19	20	21	22	23
24	25	26	27	28	29	30
31						

April 25
M	T	W	T	F	S	S
	1	2	3	4	5	6
7	8	9	10	11	12	13
14	15	16	17	18	19	20
21	22	23	24	25	26	27
28	29	30				

May 25
M	T	W	T	F	S	S
			1	2	3	4
5	6	7	8	9	10	11
12	13	14	15	16	17	18
19	20	21	22	23	24	25
26	27	28	29	30	31	

June 25
M	T	W	T	F	S	S
						1
2	3	4	5	6	7	8
9	10	11	12	13	14	15
16	17	18	19	20	21	22
23	24	25	26	27	28	29
30						

July 25
M	T	W	T	F	S	S
	1	2	3	4	5	6
7	8	9	10	11	12	13
14	15	16	17	18	19	20
21	22	23	24	25	26	27
28	29	30	31			

August 25
M	T	W	T	F	S	S
				1	2	3
4	5	6	7	8	9	10
11	12	13	14	15	16	17
18	19	20	21	22	23	24
25	26	27	28	29	30	31

September 25
M	T	W	T	F	S	S
1	2	3	4	5	6	7
8	9	10	11	12	13	14
15	16	17	18	19	20	21
22	23	24	25	26	27	28
29	30					

October 25
M	T	W	T	F	S	S
		1	2	3	4	5
6	7	8	9	10	11	12
13	14	15	16	17	18	19
20	21	22	23	24	25	26
27	28	29	30	31		

November 25
M	T	W	T	F	S	S
					1	2
3	4	5	6	7	8	9
10	11	12	13	14	15	16
17	18	19	20	21	22	23
24	25	26	27	28	29	30

December 25
M	T	W	T	F	S	S
1	2	3	4	5	6	7
8	9	10	11	12	13	14
15	16	17	18	19	20	21
22	23	24	25	26	27	28
29	30	31				

2026

REFERENCE CALENDARS

January 26
M	T	W	T	F	S	S
			1	2	3	4
5	6	7	8	9	10	11
12	13	14	15	16	17	18
19	20	21	22	23	24	25
26	27	28	29	30	31	

February 26
M	T	W	T	F	S	S
						1
2	3	4	5	6	7	8
9	10	11	12	13	14	15
16	17	18	19	20	21	22
23	24	25	26	27	28	

March 26
M	T	W	T	F	S	S
						1
2	3	4	5	6	7	8
9	10	11	12	13	14	15
16	17	18	19	20	21	22
23	24	25	26	27	28	29
30	31					

April 26
M	T	W	T	F	S	S
		1	2	3	4	5
6	7	8	9	10	11	12
13	14	15	16	17	18	19
20	21	22	23	24	25	26
27	28	29	30			

May 26
M	T	W	T	F	S	S
				1	2	3
4	5	6	7	8	9	10
11	12	13	14	15	16	17
18	19	20	21	22	23	24
25	26	27	28	29	30	31

June 26
M	T	W	T	F	S	S
1	2	3	4	5	6	7
8	9	10	11	12	13	14
15	16	17	18	19	20	21
22	23	24	25	26	27	28
29	30					

July 26
M	T	W	T	F	S	S
		1	2	3	4	5
6	7	8	9	10	11	12
13	14	15	16	17	18	19
20	21	22	23	24	25	26
27	28	29	30	31		

August 26
M	T	W	T	F	S	S
					1	2
3	4	5	6	7	8	9
10	11	12	13	14	15	16
17	18	19	20	21	22	23
24	25	26	27	28	29	30
31						

September 26
M	T	W	T	F	S	S
	1	2	3	4	5	6
7	8	9	10	11	12	13
14	15	16	17	18	19	20
21	22	23	24	25	26	27
28	29	30				

October 26
M	T	W	T	F	S	S
			1	2	3	4
5	6	7	8	9	10	11
12	13	14	15	16	17	18
19	20	21	22	23	24	25
26	27	28	29	30	31	

November 26
M	T	W	T	F	S	S
						1
2	3	4	5	6	7	8
9	10	11	12	13	14	15
16	17	18	19	20	21	22
23	24	25	26	27	28	29
30						

December 26
M	T	W	T	F	S	S
	1	2	3	4	5	6
7	8	9	10	11	12	13
14	15	16	17	18	19	20
21	22	23	24	25	26	27
28	29	30	31			

2027

January 27
M	T	W	T	F	S	S
				1	2	3
4	5	6	7	8	9	10
11	12	13	14	15	16	17
18	19	20	21	22	23	24
25	26	27	28	29	30	31

February 27
M	T	W	T	F	S	S
1	2	3	4	5	6	7
8	9	10	11	12	13	14
15	16	17	18	19	20	21
22	23	24	25	26	27	28

March 27
M	T	W	T	F	S	S
1	2	3	4	5	6	7
8	9	10	11	12	13	14
15	16	17	18	19	20	21
22	23	24	25	26	27	28
29	30	31				

April 27
M	T	W	T	F	S	S
			1	2	3	4
5	6	7	8	9	10	11
12	13	14	15	16	17	18
19	20	21	22	23	24	25
26	27	28	29	30		

May 27
M	T	W	T	F	S	S
					1	2
3	4	5	6	7	8	9
10	11	12	13	14	15	16
17	18	19	20	21	22	23
24	25	26	27	28	29	30
31						

June 27
M	T	W	T	F	S	S
	1	2	3	4	5	6
7	8	9	10	11	12	13
14	15	16	17	18	19	20
21	22	23	24	25	26	27
28	29	30				

July 27
M	T	W	T	F	S	S
			1	2	3	4
5	6	7	8	9	10	11
12	13	14	15	16	17	18
19	20	21	22	23	24	25
26	27	28	29	30	31	

August 27
M	T	W	T	F	S	S
						1
2	3	4	5	6	7	8
9	10	11	12	13	14	15
16	17	18	19	20	21	22
23	24	25	26	27	28	29
30	31					

September 27
M	T	W	T	F	S	S
		1	2	3	4	5
6	7	8	9	10	11	12
13	14	15	16	17	18	19
20	21	22	23	24	25	26
27	28	29	30			

October 27
M	T	W	T	F	S	S
			1	2	3	
4	5	6	7	8	9	10
11	12	13	14	15	16	17
18	19	20	21	22	23	24
25	26	27	28	29	30	31

November 27
M	T	W	T	F	S	S
1	2	3	4	5	6	7
8	9	10	11	12	13	14
15	16	17	18	19	20	21
22	23	24	25	26	27	28
29	30					

December 27
M	T	W	T	F	S	S
		1	2	3	4	5
6	7	8	9	10	11	12
13	14	15	16	17	18	19
20	21	22	23	24	25	26
27	28	29	30	31		

2028

REFERENCE CALENDARS

January 28
M T W T F S S
1 2
3 4 5 6 7 8 9
10 11 12 13 14 15 16
17 18 19 20 21 22 23
24 25 26 27 28 29 30
31

February 28
M T W T F S S
1 2 3 4 5 6
7 8 9 10 11 12 13
14 15 16 17 18 19 20
21 22 23 24 25 26 27
28 29

March 28
M T W T F S S
1 2 3 4 5
6 7 8 9 10 11 12
13 14 15 16 17 18 19
20 21 22 23 24 25 26
27 28 29 30 31

April 28
M T W T F S S
1 2
3 4 5 6 7 8 9
10 11 12 13 14 15 16
17 18 19 20 21 22 23
24 25 26 27 28 29 30

May 28
M T W T F S S
1 2 3 4 5 6 7
8 9 10 11 12 13 14
15 16 17 18 19 20 21
22 23 24 25 26 27 28
29 30 31

June 28
M T W T F S S
1 2 3 4
5 6 7 8 9 10 11
12 13 14 15 16 17 18
19 20 21 22 23 24 25
26 27 28 29 30

July 28
M T W T F S S
1 2
3 4 5 6 7 8 9
10 11 12 13 14 15 16
17 18 19 20 21 22 23
24 25 26 27 28 29 30
31

August 28
M T W T F S S
1 2 3 4 5 6
7 8 9 10 11 12 13
14 15 16 17 18 19 20
21 22 23 24 25 26 27
28 29 30 31

September 28
M T W T F S S
1 2 3
4 5 6 7 8 9 10
11 12 13 14 15 16 17
18 19 20 21 22 23 24
25 26 27 28 29 30

October 28
M T W T F S S
1
2 3 4 5 6 7 8
9 10 11 12 13 14 15
16 17 18 19 20 21 22
23 24 25 26 27 28 29
30 31

November 28
M T W T F S S
1 2 3 4 5
6 7 8 9 10 11 12
13 14 15 16 17 18 19
20 21 22 23 24 25 26
27 28 29 30

December 28
M T W T F S S
1 2 3
4 5 6 7 8 9 10
11 12 13 14 15 16 17
18 19 20 21 22 23 24
25 26 27 28 29 30 31

2029

January 29
M	T	W	T	F	S	S
1	2	3	4	5	6	7
8	9	10	11	12	13	14
15	16	17	18	19	20	21
22	23	24	25	26	27	28
29	30	31				

February 29
M	T	W	T	F	S	S
			1	2	3	4
5	6	7	8	9	10	11
12	13	14	15	16	17	18
19	20	21	22	23	24	25
26	27	28				

March 29
M	T	W	T	F	S	S
			1	2	3	4
5	6	7	8	9	10	11
12	13	14	15	16	17	18
19	20	21	22	23	24	25
26	27	28	29	30	31	

April 29
M	T	W	T	F	S	S
						1
2	3	4	5	6	7	8
9	10	11	12	13	14	15
16	17	18	19	20	21	22
23	24	25	26	27	28	29
30						

May 29
M	T	W	T	F	S	S
	1	2	3	4	5	6
7	8	9	10	11	12	13
14	15	16	17	18	19	20
21	22	23	24	25	26	27
28	29	30	31			

June 29
M	T	W	T	F	S	S
				1	2	3
4	5	6	7	8	9	10
11	12	13	14	15	16	17
18	19	20	21	22	23	24
25	26	27	28	29	30	

July 29
M	T	W	T	F	S	S
						1
2	3	4	5	6	7	8
9	10	11	12	13	14	15
16	17	18	19	20	21	22
23	24	25	26	27	28	29
30	31					

August 29
M	T	W	T	F	S	S
		1	2	3	4	5
6	7	8	9	10	11	12
13	14	15	16	17	18	19
20	21	22	23	24	25	26
27	28	29	30	31		

September 29
M	T	W	T	F	S	S
					1	2
3	4	5	6	7	8	9
10	11	12	13	14	15	16
17	18	19	20	21	22	23
24	25	26	27	28	29	30

October 29
M	T	W	T	F	S	S
1	2	3	4	5	6	7
8	9	10	11	12	13	14
15	16	17	18	19	20	21
22	23	24	25	26	27	28
29	30	31				

November 29
M	T	W	T	F	S	S
			1	2	3	4
5	6	7	8	9	10	11
12	13	14	15	16	17	18
19	20	21	22	23	24	25
26	27	28	29	30		

December 29
M	T	W	T	F	S	S
					1	2
3	4	5	6	7	8	9
10	11	12	13	14	15	16
17	18	19	20	21	22	23
24	25	26	27	28	29	30
31						

2030

REFERENCE CALENDARS

January 30						
M	T	W	T	F	S	S
	1	2	3	4	5	6
7	8	9	10	11	12	13
14	15	16	17	18	19	20
21	22	23	24	25	26	27
28	29	30	31			

February 30						
M	T	W	T	F	S	S
				1	2	3
4	5	6	7	8	9	10
11	12	13	14	15	16	17
18	19	20	21	22	23	24
25	26	27	28			

March 30						
M	T	W	T	F	S	S
				1	2	3
4	5	6	7	8	9	10
11	12	13	14	15	16	17
18	19	20	21	22	23	24
25	26	27	28	29	30	31

April 30						
M	T	W	T	F	S	S
1	2	3	4	5	6	7
8	9	10	11	12	13	14
15	16	17	18	19	20	21
22	23	24	25	26	27	28
29	30					

May 30						
M	T	W	T	F	S	S
		1	2	3	4	5
6	7	8	9	10	11	12
13	14	15	16	17	18	19
20	21	22	23	24	25	26
27	28	29	30	31		

June 30						
M	T	W	T	F	S	S
					1	2
3	4	5	6	7	8	9
10	11	12	13	14	15	16
17	18	19	20	21	22	23
24	25	26	27	28	29	30

July 30						
M	T	W	T	F	S	S
1	2	3	4	5	6	7
8	9	10	11	12	13	14
15	16	17	18	19	20	21
22	23	24	25	26	27	28
29	30	31				

August 30						
M	T	W	T	F	S	S
			1	2	3	4
5	6	7	8	9	10	11
12	13	14	15	16	17	18
19	20	21	22	23	24	25
26	27	28	29	30	31	

September 30						
M	T	W	T	F	S	S
						1
2	3	4	5	6	7	8
9	10	11	12	13	14	15
16	17	18	19	20	21	22
23	24	25	26	27	28	29
30						

October 30						
M	T	W	T	F	S	S
	1	2	3	4	5	6
7	8	9	10	11	12	13
14	15	16	17	18	19	20
21	22	23	24	25	26	27
28	29	30	31			

November 30						
M	T	W	T	F	S	S
				1	2	3
4	5	6	7	8	9	10
11	12	13	14	15	16	17
18	19	20	21	22	23	24
25	26	27	28	29	30	

December 30						
M	T	W	T	F	S	S
						1
2	3	4	5	6	7	8
9	10	11	12	13	14	15
16	17	18	19	20	21	22
23	24	25	26	27	28	29
30	31					

SOURCES & RECOMMENDED READING

Intermittent, alternate-day, and extended fasting are being used successfully by people all over the world to achieve better health. This workbook is intended to help with these goals. To learn the important benefits and risks, tips and tricks, and science of fasting, here is a list of sources and recommended reading. Also, if you go to YouTube and search using keywords like fasting or using the names of the below authors, you'll find a great number of videos explaining fasting and its benefits.

Berg, Eric. The 7 Principles of Fat Burning: Get Healthy, Lose Weight and Keep It Off! KB Publishing. 2010

Fuhrman, Joel. The End of Diabetes: The Eat to Live Plan to Prevent and Reverse Diabetes. HarperOne. 2014.

Fuhrman, Joel and Barnard, Neal D. Fasting and Eating for Health: A Medical Doctor's Program for Conquering Disease. St. Martin's Griffin. 1995.

Fung, Jason and Moore, Jimmy. The Complete Guide To Fasting. Victory Belt Publishing. Canada. 2016.

Fung, Jason. The Obesity Code: Unlocking the Secrets of Weight Loss. Greystone Books. 2016.

Gunnars, Kris. 10 Evidence-Based Benefits of Intermittent Fasting. https://www.healthline.com/nutrition/10-health-benefits-of-intermittent-fasting

Hewitt, Nathan. 10 Benefits of Fasting That Will Surprise You. https://www.lifehack.org/articles/lifestyle/10-benefits-of-fasting-that-will-surprise-you.html

James, Abel. Intermittent Fasting 101: How to Drop Fat and Build Muscle Fast. https://fatburningman.com/intermittent-fasting-101-how-to-drop-fat-and-build-muscle-fast/

James, Abel. Abel James: The Wild Diet : Go Beyond Paleo to Burn Fat and Drop Up to 20 Pounds in 40 Days. Abel James (1697). 2016 Edition.

No Author. https://medical-dictionary.thefreedictionary.com/Fasting

Ruscio, Michael. Is Intermittent Fasting Right For You?. https://drruscio.com/intermittent-fasting-right/

Ruscio, Michael. Healthy Gut, Healthy You. The Ruscio Institute, LLC. 2018.

Thompson, Connor. The Art of Intermittent Fasting: How to Lose Weight, Shed Fat, and Live a Healthier Life. Independently Published. 2018.

Thompson, Connor. The Science Of Intermittent Fasting: The Complete Guide To Unlocking Your Weight Loss Potential. Independently Published. 2018.

Made in the USA
Coppell, TX
20 February 2023